A. Aicher/W. Brenner
Jungjohann Reihe zur mündlichen Prüfung
Pharmakologie in Frage und Antwort

Jungjohann Reihe zur mündlichen Prüfung

Pharmakologie

in Frage und Antwort

mit Fallgeschichten
von A. Aicher, Ulm und W. Brenner, Kiel

Jungjohann Verlag Neckarsulm 1994

Zuschriften und Kritiken an:
Lektorat Jungjohann Verlag, z.Hd. Herrn Dr. med. A. Schäffler
Postfach 3870, 89028 Ulm

Wichtiger Hinweis

Die Erkenntnisse in der Medizin unterliegen laufendem Wandel durch Forschung
und klinische Erfahrungen. Die Autoren dieses Werkes haben große Sorgfalt darauf
verwendet, daß die gemachten (therapeutischen) Angaben dem derzeitigen Wissensstand entsprechen. Das entbindet den Benutzer aber nicht von der Verpflichtung,
anhand der Beipackzettel zu verschreibender Präparate zu überprüfen, ob die dort
gemachten Angaben von denen in diesem Buch abweichen und seine Verordnung in
eigener Verantwortung zu bestimmen.
Handelsnamen wurden – wie üblich – nicht durchgehend besonders gekennzeichnet.

CIP-Kurztitelaufnahme der Deutschen Bibliothek

Aicher, Alexandra:
Pharmakologie in Frage und Antwort: Fragen und Fallgeschichten zur mündlichen
Staatsexamen-Prüfung, ausführlich beantwortet/ von A. Aicher und W. Brenner. -
Neckarsulm; Stuttgart: Jungjohann,1994
(Jungjohann-Reihe zur mündlichen Prüfung)
 ISBN 3-8243-1295-6
NE: Brenner, Winfried.

1. Auflage März 1994

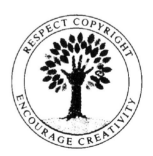

Satz: Schäffler, Renz & Partner, Ulm/Lübeck,
Umschlag: SRP, Gerda Raichle, Ulm
Druck: Druckhaus Schwaben, Heilbronn

Printed in Germany

Vorwort

Mündliche Prüfungen stellten bisher für die ärztliche Ausbildung eine ungewohnte Examensform dar. Seit Juli 1988 jedoch sind sie wesentlicher Bestandteil von Physikum, 2. und 3. Staatsexamen.

Dieses Buch soll durch eine kommentierte Sammlung von Originalfragen zur mündlichen Prüfung eine effektive Vorbereitung für das Fach Pharmakologie ermöglichen. Erreicht wurde dies durch die Auswertung von Prüfungsprotokollen, die Examenskandidaten von deutschen Universitäten nach Ihrer Prüfung anfertigten.

Eine Gliederung in enger Anlehnung an den Gegenstandskatalog zum 2. Staatsexamen erlaubt ein kapitelweises Durcharbeiten und so auch eine Übersicht über die prüfungsrelevanten Wissensinhalte. Meist wurde die Originalformulierung der Fragen belassen, so daß zum Beispiel im Rahmen einer Lerngruppe eine realistische Prüfungssituation geübt werden kann. Alternativ können einzelne Themen herausgegriffen und eventuell Wissenslücken im Einzelstudium aufgefüllt werden.

Auch haben wir versucht, dieses Buch durch die Aufnahme wichtiger neuer Medikamente und unter Einbeziehung der wissenschaftlichen Fachliteratur dem aktuellen Wissensstand anzupassen, ohne jedoch dabei den Blick für das Wesentliche zu verlieren.

Für die kritische Durchsicht des Manuskriptes sowie für zahlreiche wertvolle Hinweise und Anregungen bedanken wir uns ganz besonders bei *Frau Priv.-Doz. Dr. med. Vanessa Sterk*, Klinische Pharmakologie der Universität Ulm.

Abschließend hoffen wir, mit diesem Buch zu einer effizienten Vorbereitung auf die mündliche Prüfung beitragen zu können.

Viel Erfolg wünschen

Alexandra Aicher und Winfried Brenner

Ulm und Kiel, im Januar 1994

Inhaltsverzeichnis

Allgemeine Hinweise und Tips

Prüfungsvorbereitung

Neben dem Einzelstudium empfiehlt es sich, besonders bei gemeinsamen Wahlfächern, zur effektiveren Vorbereitung Lerngruppen zu bilden.

Drei bis vier Monate vor dem Prüfungstermin sollten die Lerngruppentreffen ein- bis zweimal pro Woche stattfinden. Im Rollenspiel wird ein Gruppenmitglied als Prüfer bestimmt und prüft unter möglichst realistischen Voraussetzungen die anderen Lerngruppenmitglieder. Entscheidend ist, daß sich alle auf ein bestimmtes Thema gründlich vorbereitet haben. Dies erlaubt eine gleichberechtigte und fruchtbare Diskussion.

Dadurch können Ängste vor der freien Rede abgebaut werden. Darüber hinaus können gegenseitige inhaltliche sowie formale Hilfestellungen (z.B. „Du redest zu schnell") für den einzelnen von großer Bedeutung sein.

Verhalten während der Prüfung

Von wesentlicher Bedeutung ist die Vorstellung bei den Prüfern einige Tage vor dem mündlichen Examen. Nur wenige Prüfer sind hierzu nicht bereit. Man sollte auf jeden Fall versuchen, einen Vorstellungstermin zu erhalten. Manche Prüfer geben Tips, worauf man sich vorbereiten sollte und andere nennen Themen, die sie auf keinen Fall abfragen werden.

Im Prüfungsgespräch: Meist wird in Dreier- und Vierergruppen geprüft. Der Prüfungsvorsitzende übernimmt die Leitung und bestimmt den Ablauf der Prüfung. Überzeugt man diesen Prüfer durch sein Wissen und Verhalten, kann eigentlich nichts mehr schiefgehen.

Während des Gesprächs darf man eine leichte Nervosität zeigen und sollte nicht durch ein allzu cooles Verhalten auffallen. Wichtig ist, die Prüfer zu beobachten und auf deren Gestik und Mimik zu reagieren, um so die Antworten anpassen zu können.

Im allgemeinen sind die ersten Fragen leicht, und man verliert nach einigen Minuten die Unsicherheit. Eine mündliche Prüfung dauert bei vier Prüflingen mindestens drei Stunden und läuft über zwei oder mehr Runden, d.h. jeder Prüfling wird mehrmals gefragt.

Fragentypologie

Folgenden Fragentypen begegnet man in der mündlichen Prüfung:

Offene Fragen: Hierbei handelt es sich um die häufigste Fragenform. Die Antwort sollte als kleines Kurzreferat (ca. 1 Minute) ausfallen.
Im Schlußsatz der Antwort wirft man gezielt eine neue Thematik auf und hofft damit auf eine Nachfrage in dieser Richtung.

Nachfragen: Auf eine offene Frage folgen meist ein bis drei Nachfragen. Entscheidend ist, daß sich Nachfragen inhaltlich meist auf die vorherige Antwort beziehen, d.h. eine Therapie oder ein verwendeter Begriff sollen näher erklärt werden. Eine Antwort darf daher nur Bereiche anschneiden oder Begriffe verwenden, über die man gut Bescheid weiß.

Probleme während der mündlichen Prüfung

- Hebt sich ein Prüfling durch enormes Wissen oder durch vergleichbar ungenügendes Wissen aus der Prüfungsgruppe hervor, ist dies für die Gruppe insgesamt nicht gut. Daher sollte möglichst versucht werden, daß alle nach der Vorbereitungszeit annähernd den gleichen Wissensstand erreicht haben. Natürlich gibt es Unterschiede, aber Extreme sollten hierbei vermieden werden.

- Eine Frage wird gestellt und man hat *keinen blassen Schimmer*, was gemeint sein könnte. Hier empfiehlt es sich, nicht sofort aufzugeben, sondern nach einer kurzen Pause nachzufragen oder den Prüfer um weitere Informationen zu bitten. Als Regel mit sehr wenigen Ausnahmen gilt, niemals zu sagen: *„Ich weiß nicht".*

- Manche Prüfer fragen, ob zur Notenverbesserung noch eine weitere Fragenrunde gewünscht wird. Wir meinen, daß man sich eine solche Chance nicht entgehen lassen sollte, da man hier nur gewinnen kann.

Natürlich sind dies nicht alle möglichen Problemsituationen, die während einer mündlichen Prüfung auftreten können. Es sollen hier nur Anregungen gegeben werden, sich in der Vorbereitungszeit mit der Prüfungssituation intensiv auseinanderzusetzen, damit in der Prüfung selbst weniger Überraschungen auftreten.

1. Pharmakotherapie der arteriellen Hypertonie

1.1 Antihypertensiv wirkende Pharmaka

? *Frage:* Bei der Therapie der essentiellen Hypertonie steht Ihnen eine Vielzahl von Medikamenten zur Verfügung. Können sie einen kurzen Überblick über die wichtigsten Substanzgruppen geben?

✔ *Antwort:* Bei der Behandlung der arteriellen Hypertonie werden im wesentlichen β-Blocker, Diuretika, Kalziumantagonisten und Hemmstoffe des Angiotensin-I-Conversionsenzyms, sogenannte ACE-Hemmer eingesetzt.

Außerdem werden Vasodilatatoren wie Dihydralazin, Diazoxid und Nitroprussidnatrium verwendet, ebenso postsynaptische α_1-Rezeptorenblocker wie Prazosin oder Urapidil und zentral wirksame Sympatholytika wie Clonidin und α-Methyldopa.

? *Frage:* Wie würden Sie eine Stufentherapie zur Hochdruckbehandlung aufbauen?

✔ *Antwort:* Man beginnt in aller Regel mit einer *Monotherapie*, wobei ein β-Blocker, ein Thiaziddiuretikum, ein Kalziumantagonist oder ein ACE-Hemmer Verwendung findet.

Wird damit der Blutdruck nicht ausreichend gesenkt, kombiniert man meist ein Diuretikum mit einem Vertreter aus einer der drei anderen Substanzklassen oder mit Clonidin oder Prazosin. Alternativ gibt man einen β-Blocker zusammen mit Nifedipin.

Wenn dies bei schwerem Hochdruck mit diastolischen Werten größer 115 mmHg noch nicht ausreicht, kommt eine Dreierkombination zum Einsatz:

- Diuretikum mit
- β-Blocker oder Clonidin, zusätzlich
- Kalzium-Antagonist oder ACE-Hemmer oder Prazosin oder Dihydralazin.

Bem.: Als Grenzwerthypertonie bezeichnet man einen Blutdruck zwischen 140/90 und 160/95 mmHg, von manifester Hypertonie spricht man bei einem Blutdruck von mehr als 160/95 mmHg. Bei maligner Hypertonie liegt der diastolische Blutdruck über 120-130 mmHg.

Stufenschema der medikamentösen Therapie		
leichte Hypertonie	mittelschwere Hypertonie	schwere Hypertonie
Diuretikum oder β-Blocker	Diuretikum + β-Blocker oder ACE-Hemmer oder Prazosin oder Clonidin	Diuretikum + β-Blocker oder Clonidin + Kalziumantagonist oder ACE-Hemmer oder Dihydralazin oder Prazosin
oder	oder	
Kalziumantagonist oder ACE-Hemmer	β-Blocker + Kalziumantagonist	

? *Frage:* Welche therapiebegleitenden Maßnahmen sollten Sie einem Patienten zusätzlich empfehlen?

✔ *Antwort:* Allgemeinmaßnahmen zur sinnvollen Behandlung einer Hypertonie sind:
- Gewichtsnormalisierung
- Salzrestriktion auf 5-6 g Kochsalz pro Tag
- Nikotin und Alkohol einschränken, am besten ganz meiden
- Regelmäßiges körperliches Ausdauertraining
- Adäquate Behandlung einer Hyperlipidämie, Hyperurikämie oder eines Diabetes mellitus.

? *Frage:* Häufig werden Diuretika zur Hypertoniebehandlung eingesetzt. Welche Diuretika würden Sie verschreiben?

✔ *Antwort:* Zur Hypertoniebehandlung werden Thiazide wie Hydrochlorothiazid (z.B. Esidrix®) und Cyclopenthiazid (z.B. Navidrex®) oder sogenannte Thiazidanaloga wie Mefrusid (z.B. Baycaron®) und Chlorthalidon (z.B. Hygroton®) verwendet.

Bem.: Stark wirksame Schleifendiuretika wie Furosemid (z.B. Lasix®) sind zur akuten Ödemausschwemmung und bei Niereninsuffizienz indiziert, normalerweise jedoch nicht zur Behandlung der Hypertonie.

? *Frage:* Welche kaliumsparenden Diuretika kennen Sie?

✔ *Antwort:* Als kaliumsparende Diuretika bezeichnet man Triamteren (z.B. Jatropur®) und Amilorid (z.B. Arumil®) sowie den Aldosteronantagonisten Spironolacton (z.B. Aldactone®).

? *Frage:* Thiazid-Diuretika führen zu Kaliumverlusten. Sollte man daher nicht grundsätzlich mit kaliumsparenden Diuretika behandeln?

✔ *Antwort:* Kaliumsparende Diuretika wirken allein nur gering diuretisch und werden daher oft mit einem Thiaziddiuretikum kombiniert, beispielsweise Triamteren mit Hydrochlorothiazid in Dytide H® oder Amilorid mit Hydrochlorothiazid in Moduretik®.

Thiaziddiuretika werden zur Dauerbehandlung der Hypertonie in wesentlich geringeren Dosen als zur Ödemtherapie eingesetzt. Deshalb ist eine manifeste Hypokaliämie nur selten zu erwarten.

Häufiger kommt es dagegen bei einer Kombination mit kaliumsparenden Diuretika zu einer Hyperkaliämie mit möglicher kardialer Gefährdung, gerade bei älteren Patienten mit verminderter Nierenfunktion.

Daher sollte Triamteren oder Amilorid nur bei manifesten Hypokaliämien eingesetzt werden, eine Routineanwendung ist nicht generell zu empfehlen.

Bem.: Kaliumsparende Diuretika nicht mit ACE-Hemmern kombinieren. Hyperkaliämiegefahr!

? *Frage:* Bei welchen häufigen Begleiterkrankungen einer Hypertonie sollten Sie Thiaziddiuretika eher vermeiden?

✔ *Antwort:* Thiazide sollten vermieden werden bei
- Diabetes mellitus, weil Thiazide die Glucosetoleranz vermindern
- Hyperlipoproteinämie, weil LDL, Triglyzeride und Cholesterin weiter ansteigen können

- Gicht, weil bei längerdauernder Diuretikatherapie der Harnsäurespiegel steigen kann.

? *Frage:* Über welche Mechanismen tragen β-Blocker zur Blutdrucksenkung bei?

✓ *Antwort:* β-Blocker wirken vor allem über eine *Senkung der Herzfrequenz* und über eine *Abnahme des Herzminutenvolumens* blutdrucksenkend.

Die Wirkung an den Gefäßen mit einer Minderung des peripheren Widerstandes setzt erst nach einigen Wochen bis Monaten ein und ist eher von geringerer Bedeutung. Anfangs ist sogar mit einer Widerstandserhöhung in der Peripherie zu rechnen.

Eine weitere positive Wirkung der β-Blocker ist die *Hemmung der β_1-vermittelten Reninfreisetzung.* Damit wird der Renin-Angiotensin-Aldosteron-Regelkreis gehemmt, der bei einer antihypertensiven Therapie durch die Blutdrucksenkung und die damit verbundene Abnahme des Nierenperfusionsdruckes häufig übermäßig aktiviert ist.

? *Frage:* Einem Patienten mit KHK, ausgeprägter Hypertonie und seit langem bestehenden insulinpflichtigen Diabetes mellitus soll zusätzlich zur vorbestehenden Behandlung mit Verapamil zur weiteren Blutdrucksenkung noch Atenolol verschrieben werden. Was meinen Sie dazu?

✓ *Antwort:* Die zusätzliche Verordnung eines β-Blockers wie Atenolol (z.B. Tenormin®) ist bei diesem Patienten aus zwei Gründen ungünstig.

Erstens wirken beide Medikamente negativ dromotrop und begünstigen deshalb das Auftreten eines AV-Blocks.

Zweitens maskieren β-Blocker die typischen Warnsymptome einer Hypoglykämie wie Tremor und Tachykardie, so daß eventuell hypoglykämische Zustände im Rahmen der Insulinbehandlung zu spät erkannt werden können.

? *Frage:* Welche Kalziumantagonisten würden Sie bevorzugt in der Hypertoniebehandlung einsetzen und warum?

✓ *Antwort:* Am besten geeignet sind hier Vertreter vom Nifedipin-Typ wie Nifedipin (z.B. Adalat®) oder Nitrendipin (z.B. Bayotensin®). Diese Substanzen wirken gegenüber Verapamil (z.B. Isoptin®) oder Diltiazem (z.B. Dilzem®) wesentlich stärker gefäßrelaxierend und haben in therapeutischer Dosierung nahezu keine negativ inotrope oder negativ dromotrope Wirkung auf den Herzmuskel.

? *Frage:* Wie beurteilen Sie eine Kombination von Nifedipin mit Atenolol?

✓ *Antwort:* Im Gegensatz zur Kombination Atenolol + Verapamil ist die Kombination Atenolol + Nifedipin durchaus günstig zu bewerten, weil durch die Zugabe eines β-Blockers die durch Nifedipin häufig ausgelöste Reflextachykardie unterdrückt werden kann.

Da eine stärkere Beeinträchtigung der Reizleitung oder der Kontraktionskraft durch Nifedipin nicht zu erwarten ist, spricht nichts gegen eine Kombination mit Atenolol.

? *Frage:* Welche Medikamente sind nach Ihrer Meinung besonders zur Hypertoniebehandlung bei einem Diabetiker geeignet?

✔ *Antwort:* Für die Hochdruckbehandlung bei einem Diabetiker eignen sich Kalziumantagonisten oder ACE-Hemmstoffe.

Während β-Blocker und Thiaziddiuretika den Glucosestoffwechsel ungünstig beeinflussen, sind besonders ACE-Hemmer als Mittel der Wahl zu betrachten, da sie die Glucoseverwertung fördern und so den Blutzuckerspiegel senken. Auch Kalziumantagonisten wie Nifedipin sind geeignet, da sie keine Auswirkung auf den Glucosestoffwechsel haben.

? *Frage:* Eine 63jährige Patientin kommt etwa drei Wochen nach einem stationären Krankenhausaufenthalt, während dem auch eine bestehende Hypertonie mit Nitrendipin (z.B. Bayotensin®) und Enalapril (z.B. Pres®) neu eingestellt wurde, in Ihre Sprechstunde und beklagt sich über einen zunehmenden Hustenreiz ohne Anzeichen einer Erkältung. Worauf könnte sich der Hustenreiz zurückführen lassen?

✔ *Antwort:* Neben den üblichen Differentialdiagnosen ist hier an einen durch ACE-Hemmer hervorgerufenen Reizhusten zu denken. Diese unangenehme Nebenwirkung tritt in bis zu 5-20% der Fälle auf.

Bem.: Bei neu aufgetretenem und über einige Wochen anhaltenden Husten immer ein Bronchialkarzinom ausschließen!

? *Frage:* Mit welchen weiteren Nebenwirkungen müssen Sie bei der Gabe von ACE-Hemmern rechnen?

✔ *Antwort:* Weitere typische Nebenwirkungen von ACE-Hemmern sind:
- Leukopenie, Agranulocytose
- Nierenfunktionsstörungen, Proteinurie, Kreatininanstieg
- Allergische Hautreaktionen, Exantheme
- Angioneurotisches Ödem (Quincke-Ödem)
- Geschmacksstörungen
- Hyperkaliämie.

Bem.: Beim angioneurotischen Ödem besteht Lebensgefahr.

? *Frage:* Mit welcher unerwünschten Wirkung müssen Sie rechnen, wenn Sie einem mit Diuretika vorbehandelten Patienten zusätzlich Captopril (z.B. Lopirin®) verordnen?

✔ *Antwort:* Bei einem mit Diuretika vorbehandelten Patienten ist häufig das Renin-Angiotensin-System stark aktiviert. Wird nun dieses Regulationssystem, das den Blutdruck entscheidend mitbeeinflußt, durch einen ACE-Hemmer geblockt, besteht die Gefahr eines bedrohlichen Blutdruckabfalls bis hin zum Kollaps.

? *Frage:* Clonidin (z.B. Catapresan®)ist in der Hochdrucktherapie ein etabliertes Pharmakon. Können Sie die Wirkungsweise beschreiben?

✔ *Antwort:* Clonidin zählt zu den zentral wirksamen α_2-Adrenozeptor-Agonisten. Im ZNS wird der Baroreflex über postsynaptische α_2-Rezeptoren im Nucleus tractus solitarii übertragen. Durch eine Aktivierung dieser zentralen α_2-Rezeptoren wird die Sympathikusaktivität im Vasomotorenzentrum unterdrückt. Dadurch nehmen Herzminutenvolumen und Gefäßwiderstand ab.

Daneben ist Clonidin auch an peripheren α_2-Rezeptoren wirksam, wodurch es zur verminderten Freisetzung von Noradrenalin und dadurch zur weiteren Vasodilatation kommt.

? *Frage*: Welche Nebenwirkungen erwarten Sie bei Clonidin?

✔ *Antwort*: Als zentral wirkendes Sympatholytikum führt Clonidin zu typischen Beschwerden wie Sedierung, Mundtrockenheit, Bradykardie, Orthostasedysregulation und depressiver Verstimmung.

Als weitere unerwünschte und bedrohliche Wirkung kann bei plötzlichem Absetzen eine Hochdruckkrise auftreten.

? *Frage*: Auch Methyldopa (z.B. Presinol®) wirkt zentral sympatholytisch. Können Sie den Mechanismus beschreiben?

✔ *Antwort*: Methyldopa konkurriert als falscher Baustein mit Dopa um die Dopa-Decarboxylase. Nachfolgend kommt es zu einer verminderten Katecholamin-Bildung sowie zur Produktion von Methyl-Katecholaminen, die wie Clonidin über α_2-Rezeptoren zentrale sympathische Zentren hemmen.

? *Frage*: Kennen Sie typische Nebenwirkungen von Methyldopa?

✔ *Antwort*: Typische Nebenwirkungen von Methyldopa sind:
- Sedation
- Natrium- und Wasserretention
- Orthostasedysregulation
- Allergische Reaktionen
- Coombs-positive hämolytische Anämie
- Positiver Coombs-Test und
- Hepatitisähnliche Leberveränderungen.

Bem.: Wegen der Natrium- und Wasserretention empfiehlt sich eine Kombination von Methyldopa mit einem Diuretikum!

? *Frage*: Während der Schwangerschaft muß eine Hypertonie wegen der Gefahr einer Schwangerschaftsgestose konsequent behandelt werden. Welche Medikamente würden Sie einsetzen?

✔ *Antwort*: Zur Hypertoniebehandlung in der Schwangerschaft eignen sich β-Blocker, insbesondere die β_1-selektiven Vertreter, sowie Methyldopa und Dihydralazin. Bei allen anderen Medikamenten kann aufgrund möglicher fruchtschädigender Wirkungen der Einsatz nicht bedenkenlos empfohlen werden.

Bem.: Bei einer hypertensiven Krise wird auch Diazoxid eingesetzt.

? *Frage*: Neben zentral wirksamen Sympatholytika werden bei Hypertonie auch vorwiegend peripher wirkende α-Rezeptorenblocker eingesetzt. Welche Substanzen dieser Klasse kennen Sie, und wie ist ihre Wirkungsweise?

✔ *Antwort*: In der Hochdrucktherapie verwendete α-Rezeptorenblocker sind Prazosin (z.B. Minipress®),Terazosin (z.B. Heitrin®), Doxazosin (Cardular®) und Urapidil (z.B. Ebrantil®). Diese Substanzen blockieren weitgehend selektiv postsynaptische α_1-Rezeptoren in der Peripherie und setzen damit den Vasotonus herab.

Bem.: Der nichtselektive α-Rezeptorenblocker Phentolamin (Regitin®) gilt als Mittel der Wahl bei Hochdruckkrisen im Rahmen eines Phäochromozytoms, sonst spielt er in der Hochdrucktherapie keine Rolle.

? *Frage:* Auf welche möglichen Nebenwirkungen müssen Sie bei der Therapie mit Prazosin besonders achten?

✔ *Antwort:* Prazosin führt gerade zu Therapiebeginn relativ häufig zu orthostatischen Dysregulationen bis hin zur sogenannten *„first-dose-syncope"*. Prazosin muß daher einschleichend dosiert werden, um einen orthostatischen Kollaps zu vermeiden.

Weitere unerwünschte Wirkungen sind Schwindel, Tachykardien, Natrium- und Wasserretention sowie Müdigkeit.

Daneben besteht bei einer Kombination mit Alkohol eine deutliche Minderung der Reaktionsfähigkeit!

? *Frage:* Dihydralazin wird meistens nur in Kombination mit anderen Antihypertensiva verwendet. Können Sie sich vorstellen, warum?

✔ *Antwort:* Dihydralazin (z.B. Nepresol®) wirkt vasodilatatorisch durch direkten Angriff an der glatten Gefäßmuskulatur. Oft kommt es reflektorisch zu einer Zunahme von Herzfrequenz und Schlagvolumen, eventuell mit der Gefahr einer Angina pectoris. Daher empfiehlt sich die Kombination mit einem β-Blocker.

Durch den Blutdruckabfall wird darüberhinaus bei Dihydralazin häufig die Reninsekretion stark angeregt. Es resultiert eine Natrium- und Wasserretention, so daß damit die Zugabe eines Diuretikums ebenfalls indiziert ist.

Bem.: Minoxidil hat ein ähnliches Wirk- und Nebenwirkungsspektrum. Zu beachten sind hier zusätzlich die Gefahr eines Perikardergusses sowie relativ häufig das Auftreten einer reversiblen Hypertrichose.

? *Frage:* Welche Nebenwirkungen von Dihydralazin kennen Sie?

✔ *Antwort:* Dihydralazin kann durch seine vasodilatatorische Wirkung zu migräneartigen Kopfschmerzen führen. Auch kann es zu Störungen des leukopoetischen Systems kommen. Bei Langzeittherapie wird ein medikamentös induzierter Lupus erythematodes beschrieben.

1.2 Therapie der hypertensiven Krise

? *Frage:* Wie behandeln Sie eine hypertensive Krise?

✔ *Antwort:* Eine Hochdruckkrise ist wegen der Gefahr einer Schädigung von Herz, Hirn und Nieren potentiell lebensbedrohlich und muß sofort adäquat behandelt werden.

Ziel ist eine langsame Blutdruckabsenkung auf diastolische Werte von etwa 100 mmHg. Der Blutdruck darf nicht zu schnell gesenkt werden, da sonst eine Minderperfusion des Gehirns entstehen kann.

Erste therapeutische Maßnahme sollte die Gabe von 10-20 mg Nifedipin (z.B. Adalat®) sublingual sein, diese Dosis kann nach 15-30 min wiederholt werden.

Zusätzlich sollten, insbesondere bei Zeichen der Überwässerung oder Lungenödem, 20-40 mg Furosemid (z.B. Lasix®) i.v. injiziert werden.

Bei Verdacht auf ein Phäochromozytom gilt anstelle von Nifedipin Phentolamin (z.B. Regitin®) als Mittel der Wahl. Phentolamin muß i.v. gegeben werden.

? *Frage:* Welche Ausweichmöglichkeiten haben Sie, wenn sich Nifedipin bei einer Hochdruckkrise als nicht ausreichend erweist?

✔ *Antwort:* Alternativ zu Nifedipin kann man folgende schnellwirkende Medikamente einsetzen:

- Clonidin (z.B. Catapresan®) 0,15 mg i.v., das besonders bei zusätzlich bestehender Tachykardie indiziert ist
- Urapidil (z.B. Ebrantil®) 12,5-25 mg i.v.
- Dihydralazin (z.B. Nepresol®) 6,25 mg langsam i.v.
  Zur Wirkungsverbesserung wird es in Kombination mit Clonidin gegeben
- Diazoxid (z.B. Hypertonalum®) 150 mg i.v.

Bem.: Diazoxid kann nur intravenös verabreicht werden. Es hemmt die Insulinfreisetzung und wirkt daher stark diabetogen. Indikation auch beim Insulinom!

? *Frage:* Nitroprussidnatrium (z.B. Nipruss®) gilt allgemein als ultima ratio bei hypertonen Krisen und wird auch intraoperativ zur Blutdruckregulation eingesetzt. Was wissen Sie über dieses Medikament?

✔ *Antwort:* Nitroprussidnatrium ist eine anorganische Komplexverbindung, die prä- und postkapilläre Gefäße relaxiert. Mit dieser Substanz kann der Blutdruck dosisabhängig auf jeden gewünschten Wert abgesenkt werden. Dabei setzt die Wirkung nahezu sofort ein und hört bei Beendigung der Zufuhr ebenso schnell wieder auf. Nitroprussidnatrium kann somit nur als Infusion unter strenger Blutdruckkontrolle eingesetzt werden.

? *Frage:* Welche Komplikationen können sich aus einer Nitroprussidnatrium-Therapie ergeben?

✔ *Antwort:* Die wirksame Substanz von Nitroprussidnatrium ist freigesetztes Stickstoffmonoxid, als weiteres Abbauprodukt entsteht Cyanid und daraus in der Leber enzymatisch das weniger toxische Thiocyanat oder Rhodanid, das nur langsam renal eliminiert wird.

Wird durch zu rasche Infusion die Enzymkapazität in der Leber überschritten, droht eine Cyanidvergiftung mit Übelkeit, Erbrechen, Krämpfen und Reflexausfällen.

Bei einer längerdauernden Behandlung über mehr als zwei Tage besteht die Gefahr einer Rhodanidakkumulation mit Muskellähmungen und psychotischen Reaktionen.

2. Pharmakotherapie der Kreislaufinsuffizienz

2.1 Therapie der akuten Hypovolämie

? *Frage:* Beim akuten hypovolämischen Schock gilt die Volumensubstitution als Mittel der Wahl, wobei vor allem Plasmaersatzstoffe eine große Rolle spielen. Welche kennen Sie?

✔ *Antwort:* Zum primären Volumenersatz beim Schock kann man Dextrane, Stärkederivate wie Hydroxyethylstärke, Gelatine und Humanalbumin verwenden.

Bem.: Humanalbumin ist sehr teuer und wird daher seltener eingesetzt.

? *Frage:* Je nach Molekulargewicht der Dextrane ergeben sich unterschiedliche Indikationen. Welche kennen Sie?

✔ *Antwort:* Dextrane sind hochmolekulare Polysaccharide, die mit unterschiedlichem mittleren Molekulargewicht (MG) angeboten werden.

Dextran 40 mit einem mittleren MG von 40 000 verbessert die Mikrozirkulation, indem es einer sogenannten Sludge-Bildung entgegenwirkt. Deshalb wird es nicht nur zum Volumenersatz verwendet, sondern auch bei Durchblutungsstörungen verschiedenster Art und bei Hörsturz.

Dextran 60 und *Dextran 70* verlassen dagegen aufgrund ihrer Größe die Blutbahn wesentlich langsamer und binden pro Gramm mehr Wasser als Dextran 40,

so daß sie in erster Linie zur Therapie und Prophylaxe des hypovolämischen Schocks verwendet werden.

Bem.: Auch Hydroxyethylstärke wird nicht nur als Volumenersatzmittel eingesetzt, sondern ebenfalls zur Verbesserung der Mikrozirkulation bei allen Durchblutungsstörungen.

? *Frage:* Mit welchen wichtigen Nebenwirkungen müssen Sie bei Plasmaersatzstoffen rechnen?

✔ *Antwort:* Bei allen Plasmaersatzmitteln besteht bei zu schneller Infusion die Gefahr einer *akuten Volumenüberladung* mit nachfolgender Linksherzdekompensation.

Desweiteren muß bei allen Präparaten mit dem Auftreten von *anaphylaktischen oder anaphylaktoiden Reaktionen* gerechnet werden. Diese sind besonders häufig bei Gelatine und zum Teil auch bei Dextranen, dagegen selten bei Hydroxyethylstärke und Humanalbumin.

Daher sollte unmittelbar vor jeder Dextraninfusion monovalentes Dextran-Hapten als Dextran 1 (z.B. Promit®) zur Absättigung von Dextranbindungsstellen appliziert werden, um das Risiko anaphylaktischer Reaktionen weitgehend auszuschalten.

Bem.: Durch Dextrane können laborchemische Untersuchungen wie beispielsweise BSG oder Blutzucker verfälscht werden.

? *Frage:* An was muß bei der Verwendung von Gelatine gedacht werden?

✔ *Antwort:* Bei der Anwendung von Gelatine (z.B. Hämaccel 35®) ist außerdem der hohe Kalziumgehalt der Präparate zu bedenken.

Es kann zur Wirkungsverstärkung von Herzglykosiden bei digitalisierten Patienten kommen.

? *Frage:* Die Hydroxyethylstärke (HES) besitzt noch eine weitere, zwar harmlose, aber sehr unangenehme Nebenwirkung. Wissen Sie, welche?

✔ *Antwort:* HES löst häufig einen Pruritus aus, der gelegentlich bis zu einem Jahr und länger anhalten kann. Betroffen ist dabei meist der gesamte Körper, der genaue Pathomechanismus ist noch nicht bekannt.

Bem.: Laut neueren Untersuchungen führt HES in bis zu 30 % der Patienten zu Juckreiz, während diese unangenehme Nebenwirkung bei Dextranen nur in etwa 5 % auftritt.

2.2 Therapie verschiedener spezieller Schockformen

Hierzu siehe Fragen in den entsprechenden Kapiteln wie beispielsweise „Therapie von Koronarerkrankungen" oder „Antiallergische Therapie".

2.3 Therapie chronisch hypotoner Regulationsstörungen

? *Frage:* Je nach Puls- und Blutdruckverhalten im Schellong-Test unterscheidet man verschiedene Formen der hypotonen Kreislaufdysregulation. Wie kann man die einzelnen Formen medikamentös behandeln?

✔ *Antwort:* Man unterscheidet in der Regel drei Formen, die unterschiedlich zu behandeln sind:

Am häufigsten ist die *sympathikusbetonte* Form mit systolischer Blutdruckabnahme, Zunahme des diastolischen Blutdrucks und der Pulsfrequenz. Diese Form wird mit *Dihydroergotamin (z.B. Dihydergot®)* behandelt, Sympathomimetika sind hier kontraindiziert!

Daneben gibt es die *hyposympathikotone* Form mit diastolischem Blutdruckanstieg, systolischem Blutdruckabfall und nur kurzzeitigem Pulsanstieg sowie die *asympathikotone* Form mit Absinken von Pulsfrequenz, diastolischem und systolischem Blutdruck.

Die beiden letzten Formen werden mit Sympathomimetika wie beispielsweise dem α- und β-agonistischen *Etilefrin (z.B. Effortil®)* behandelt.

Bem.: Ein niedriger Blutdruck ohne subjektive Beschwerden ist in der Regel nicht behandlungsbedürftig!

? *Frage:* Welche Maßnahmen empfehlen Sie bei essentieller Hypotonie?

✔ *Antwort:* Die essentielle Hypotonie tritt meist bei jungen Frauen auf und ist nur bei Vorliegen von Beschwerden behandlungsbedürftig.

Allgemein ist zu empfehlen:
* Vermehrte Kochsalzzufuhr
* Kreislauftraining, Sport
* Hydrotherapie, Wechselduschen
* Bürstenmassage
* Schlafen mit erhöhtem Oberkörper (Abnahme der nächtlichen Diurese, verminderte Orthostasereaktionen am Morgen).

Bei notwendiger medikamentöser Therapie ist die Gabe von Dihydroergotamin angezeigt.

Dihydroergotamin erhöht den Venentonus und wirkt so einem Versacken von Blut im venösen System entgegen. Zusätzlich wird dadurch die Blutmenge im Niederdrucksystem vermindert, der venöse Rückstrom verbessert und das Herzminutenvolumen erhöht. Zusammen führt dies zu einer Stabilisierung des Kreislaufes.

Bem.: Nebenwirkungen von Dihydroergotamin: Gefäßspasmen
Kontraindikation: Durchblutungsstörungen, Schwangerschaft.

? *Frage:* Welche therapeutische Maßnahme verbleibt Ihnen bei hypotonen Dysregulationen, wenn Dihydroergotamin oder Sympathomimetika wie Etilefrin wirkungslos bleiben?

✔ *Antwort:* Als *ultima ratio* bei einer ansonsten therapierefraktären Hypotonie kann man das Mineralkortikoid Fludrocortison (z.B. Astomin H®) einsetzen. Über eine Natrium- und Wasserretention kommt es zu einer Vermehrung des zirkulierenden Volumens mit Blutdruckanstieg.

? *Frage:* Welche Nebenwirkungen hat Fludrocortison?

✔ *Antwort:* Limitierend sind die zahlreichen und teils schweren Nebenwirkungen wie Liegehypertonie, Ödeme und Herzinsuffizienz. Aufgrund der glukokortikoiden Komponente können bei längerfristiger Anwendung alle typischen Nebenwirkungen einer Glukokortikoidtherapie auftreten.

3. Medikamentöse Therapie der Herzinsuffizienz

3.1 Therapieprinzipien

? *Frage:* Zur Therapie der Herzinsuffizienz werden je nach Ausprägung verschiedene Pharmaka eingesetzt. Können Sie einige dabei eingesetzte Medikamentengruppen nennen?

✔ *Antwort:* Die Therapie der Herzinsuffizienz beruht auf drei Grundprinzipien:
- Die *Verminderung der Vor- und Nachlast* durch Vasodilatatoren. Eine Senkung der Vor- und Nachlast erfolgt durch ACE-Hemmer, durch Nitrate wird im Wesentlichen die Vorlast und durch Kalziumantagonisten die Nachlast gesenkt.
- Die *Reduktion des Blutvolumens* durch Diuretika.
- Die *Zunahme der Auswurfleistung* durch positiv inotrope Substanzen. Eingesetzt werden: Herzglykoside, β-Sympathomimetika und Phosphodiesterase (PDE)-III-Hemmstoffe, wie z.B. Amrinon.

Bem.: Ein Nachteil der Kalziumantagonisten ist ihre negativ inotrope Wirkung. Der Einsatz von Kalziumantagonisten des Verapamiltyps hat sich jedoch bei begleitender arterieller Hypertonie, koronarer Herzkrankheit sowie bei Tachyarrhythmia absoluta bewährt.

Senkung der Vor- und Nachlast	Reduktion des Blutvolumens	Erhöhung der Auswurfleistung
ACE-Hemmer	Diuretika	Herzglykoside
Nitrate		β-Sympathomimetika
Kalziumantagonisten		PDE-III-Hemmer

? *Frage:* Wie würden Sie die einzelnen Schweregrade der chronischen Herzinsuffizienz medikamentös behandeln?

✔ *Antwort:* In der Stufentherapie der chronischen Herzinsuffizienz werden die verschiedenen Medikamentengruppen miteinander kombiniert:

Treten Beschwerden nur bei stärkerer Belastung auf, wird ein *Diuretikum oder ein ACE-Hemmer* eingesetzt. Daneben sollten allgemeine Maßnahmen wie Gewichtsnormalisierung und salzarme Diät, z.B. weniger als 5 g Kochsalz pro Tag ergriffen werden.

Treten Beschwerden schon bei leichter Belastung auf, kombiniert man ein *Diuretikum oder Digitalis mit* einem *ACE-Hemmer*.

Treten Beschwerden bereits in Ruhe auf, kommt die Dreifachkombination *Diuretikum, Digitalis und ACE-Hemmer* zur Anwendung.

Bem.: Einteilung der Schweregrade der Herzinsuffizienz nach den NYHA-Stadien der New York Heart Association:

- *NYHA I: Beschwerdefreiheit*
- *NYHA II: Beschwerden bei stärkerer körperlicher Belastung*
- *NYHA III: Beschwerden bei leichter körperlicher Belastung*
- *NYHA IV: Beschwerden in Ruhe*

? *Frage:* In welchem Zusammenhang kennen Sie die Medikamente Amrinon (z.B. Wincoram®) und Enoximon (z.B. Perfan®)?

✔ *Antwort:* Phosphodiesterasehemmstoffe vom Typ III wie Amrinon (z.B. Wincoram®) und Enoximon (z.B. Perfan®) wirken positiv inotrop. Über eine Abbauhemmung von cAMP durch die Phosphodiesterase kommt es zum Anstieg von intrazellulärem Kalzium. Diese Medikamente sollten aber wegen zahlreicher und schwerwiegender Nebenwirkungen, wie z.B. Arrhythmien, Thrombozytopenien und Leberschädigungen nur bei schwerer Herzinsuffizienz zur kurzzeitigen Therapie unter stationärer Überwachung eingesetzt werden.

Bem.: Phosphodiesterase-III-Hemmstoffe wirken positiv inotrop, positiv chronotrop, gefäßerweiternd mit Senkung von Vor- und Nachlast sowie koronardilatativ mit Verbesserung der Myokarddurchblutung.

3.2 Therapie der chronischen Herzinsuffizienz mit Herzglykosiden

? *Frage:* Können Sie die pharmakologischen Wirkungen der Herzglykoside darstellen?

✔ *Antwort:* Herzglykoside hemmen an den Herzmuskelzellen die Natrium-Kalium-ATPase. Über die Natrium-Erhöhung in der Zelle wird unter anderem auch der Natrium-Kalzium-Gegentransport aktiviert, was zu einem Anstieg der intrazellulären Konzentration an freiem Kalzium führt. Durch die daraus resultierende Verbesserung der elektromechanischen Kopplung kommt es zu einem positiv inotropen Effekt, der für die Wirkung der Glykoside im Vordergrund steht. Weitere für Wirkung und Nebenwirkungen ausschlaggebende Mechanismen sind die *positive Inotropie* und *Bathmotropie* sowie die *negative Chronotropie* und *Dromotropie.*

? *Frage:* Welche Auswirkungen hat die positive Inotropie?

✔ *Antwort:* Durch die positive Inotropie steigt die Kontraktionsgeschwindigkeit. Dies führt zu einer Erhöhung des Schlagvolumens bei gleichzeitiger Abnahme des enddiastolischen Ventrikeldrucks, wodurch die Frank-Starling-Kurve günstig beeinflußt wird.

Sowohl durch das gesteigerte Schlagvolumen mit nachfolgender Erregung der Pressorezeptoren als auch aufgrund des negativen Bainbridge-Reflexes durch die Abnahme des zentralen Venendrucks wird der Sympathikotonus herabgesetzt und die Herzfrequenz sinkt.

Bem.: Bainbridge-Reflex: Beschleunigung der Herzfrequenz und Blutdruckanstieg infolge Druckerhöhung im rechten Vorhof.

? *Frage:* Wie wirken sich die Herzglykoside auf die Erregungsbildung- und Leitung aus?

✔ *Antwort:* Herzglykoside senken im Reizleitungssystem die Erregungsleitungsgeschwindigkeit bei gleichzeitiger Zunahme der Refraktärperiode im AV-Knoten, dadurch kommt die negativ dromotrope Wirkung zustande. Somit besteht gerade bei Kombination mit anderen negativ dromotropen Medikamenten wie Verapamil die Gefahr einer AV-Blockierung.

Dagegen wird im Vorhof und in der Kammermuskulatur die Refraktärzeit verkürzt und die QT-Zeit nimmt ab. Dieser positiv bathmotrope Effekt fördert die ektope Erregungsbildung mit der Gefahr von Herzrhythmusstörungen.

? *Frage:* Sie haben sich bei einem bisher unbehandelten Patienten zur Therapie mit einem Digitalispräparat entschieden. Was sagen Ihnen dabei die Begriffe langsame oder schnelle Aufsättigung?

✔ *Antwort:* Um bei einem Patienten eine möglichst optimale Wirkung zu erzielen, ist es nötig, die für Digitalis notwendige Vollwirkdosis zu erreichen. Dazu wird während der Sättigungsphase zu Therapiebeginn durch höhere Dosen die notwendige Plasmakonzentration aufgebaut, während in der anschließenden Erhaltungsphase dann nur noch die tägliche Erhaltungsdosis zugeführt wird.

✔ Für Digoxin wird heute außerhalb des Krankenhauses die *langsame* Aufsättigung empfohlen, d.h. täglich wird die normale Erhaltungsdosis verabreicht.

Der Vollwirkspiegel wird zwar langsamer erreicht, d.h. bei Digoxin nach einer Woche, bei Digitoxin nach einem Monat. Die Intoxikationsgefahr sinkt damit aber erheblich.

An der Klinik wird jedoch meist die orale *mittelschnelle* Sättigung binnen 3-5 Tagen unter Kontrolle der Plasmaspiegel vorgezogen, z.B. nach folgendem Schema:

	Digoxin (z.B. Lanicor®)	Digitoxin (z.B. Digimerck®)
Tag 1-3	2-3 x 0,25 mg	3 x 0,1 mg
ab Tag 4	1 x 0,25-0,3 mg	1 x 0,1 mg

Als *schnell* bezeichnet man eine Aufsättigung innerhalb von 24-48 Stunden, dies wird jedoch nur selten und in kritischen Situationen durchgeführt.

Bem.: Der therapeutische Plasmaspiegel liegt für Digoxin bei 0,7-2,0 ng/ml und für Digitoxin bei 10-25 ng/ml.

? *Frage:* Welches Herzglykosid würden Sie bei mäßiggradiger Niereninsuffizienz einsetzen und warum?

✔ *Antwort:* Digitoxin wird zu etwa 40 % hepatisch metabolisiert und mit der Galle ausgeschieden (enterohepatischer Kreislauf), bei eingeschränkter Nierenfunktion steigt der über den Darm ausgeschiedene Anteil kompensatorisch noch weiter an. Eine Kumulation mit entsprechenden Nebenwirkungen ist daher nicht zu erwarten. Digitoxin bietet sich somit bei eingeschränkter Nierenfunktion an.

Im Gegensatz dazu kann Digoxin bei Niereninsuffizienz kumulieren, da es kaum metabolisiert und hauptsächlich unverändert renal eliminiert wird.

Bem.: Bei Leberinsuffizienz ist Digoxin vorzuziehen, da es unverändert renal eliminiert wird.

? *Frage:* Wissen Sie, wie Methyl- oder Acetyldigoxine ausgeschieden werden?

✔ *Antwort:* β-Methyldigoxin (z.B. Lanitop®) und β-Acetyldigoxin (z.B. Novodigal®) verhalten sich wie Digoxin, da beide im Körper zu Digoxin abgebaut und als solches renal eliminiert werden. Durch den Methyl- bzw. Acetylrest wird lediglich die enterale Resorption verbessert.

Bem.: Resorptionsraten der Digoxine sind:

- *Digoxin: 70 %*
- *β-Acetyldigoxin: 80 %*
- *β-Methyl-Digoxin: 80-90 %.*

? *Frage:* Würden Sie als Hausarzt einem Ihrer Patienten Strophantin für die Dauertherapie verordnen?

✔ *Antwort:* Nein, da Strophantin oral so gut wie nicht resorbiert wird und daher i.v. verabreicht werden muß. Der Patient müßte täglich „zum Spritzen" kommen, was in Anbetracht der oralen Therapiemöglichkeiten mit Digoxin und Digitoxin unsinnig wäre.

Strophantin gilt heute allgemein als obsoletes Medikament.

? *Frage:* Mit welchen Nebenwirkungen müssen Sie bei der Therapie mit Digitalispräparaten rechnen?

✔ *Antwort:* Herzglykoside haben nur eine sehr geringe therapeutische Breite, die individuell sehr unterschiedlich sein kann. Unerwünschte Wirkungen sind daher mit 5-10 % relativ häufig und meist durch Überdosierung bedingt. Es treten auf:

In ca. 70 % kardiale Nebenwirkungen, z.B. Herzrhythmusstörungen jeglicher Art, am häufigsten ventrikuläre Extrasystolen und AV-Überleitungsstörungen.

In ca. 25 % gastrointestinale Störungen, wie Erbrechen, Übelkeit und Durchfälle.

Zentrale Nebenwirkungen, wie Kopfschmerzen, Müdigkeit, Muskelschwäche, Neuralgie, auch Verwirrtheit und Unruhe.

Selten treten die typischen Farbsehstörungen wie Gelbsehen (Xanthopsie) auf.

Weiter treten selten allergische Reaktionen wie Hautreaktionen und Thrombozytopenien oder Gynäkomastie auf.

? *Frage:* Wie behandeln Sie ganz allgemein Arrhythmien im Rahmen einer Digitalisintoxikation?

✔ *Antwort:* Erste und wirksamste Maßnahme ist immer das Absetzen des Medikaments! Da die Nebenwirkungen jedoch mehrere Tage anhalten können, muß bei bedrohlichen Nebenwirkungen aktiv gehandelt werden.

Bem.: Bei Digoxin können die Nebenwirkungen ca. 2-3 Tage, bei Digitoxin ca. 5-7 Tage anhalten.

? *Frage:* Wie gehen Sie bei tachykarden Rhythmusstörungen vor?

✔ *Antwort:* Bei tachykarden Rhythmusstörungen hebt man das Serumkalium durch orale *Kaliumgabe*, in dringenden Fällen auch durch intravenöse Zufuhr, auf hochnormale Werte an.

Insbesondere bei ventrikulären Rhythmusstörungen gibt man *Phenytoin* (z.B. Phenhydan®) als Antiarrhythmikum, alternativ kann man *Lidocain* einsetzen.

Als spezifisches Antidot bei schweren Vergiftungen stehen *Digitalis-Antikörper* (F_{ab}-Antikörper-Fragment; z.B. Digitalis-Antidot BM®) zur Verfügung.

Zur Abschwächung der Digitaliswirkung können die freien Serum-Kalziumionen mit Hilfe von Chelatbildnern, z.B. *Na-EDTA*, gesenkt werden.

In schwersten Fällen dient die *Hämoperfusion* als ultima ratio.

Bei Digitoxin ist zusätzlich eine Unterbrechung des enterohepatischen Kreislaufs mit *Cholestyramin* oder *Carbo medicinalis* möglich.

? *Frage:* Wie gehen Sie bei bradykarden Rhythmusstörungen vor?

✔ *Antwort:* Bei bradykarden Rhythmusstörungen oder AV-Block gibt man zunächst *Atropin*. Bei ausbleibender Wirkung verabreicht man β-Sympathomimetika wie z.B. *Orciprenalin* (z.B. Alupent®).

In medikamentös schlecht beherrschbaren Fällen muß ein *temporärer Schrittmacher* eingesetzt werden.

Bem.: *Cave! Nicht mehr als 20 mmol Kalium pro Stunde infundieren!*
Kontraindikationen für Kalium: AV-Block, Hyperkaliämie, Niereninsuffizienz.

? *Frage:* Dürfen Sie auch Kalium zur Behandlung bradykarder Rhythmusstörungen einsetzen?

✔ *Antwort:* Kalium ist bei bradykarden Rhythmusstörungen kontraindiziert, da die AV-Überleitung gehemmt und damit die Bradykardie verstärkt wird bis hin zum kompletten AV-Block.

Bem.: *Auch Antiarrhythmika sind bei bradykarden Rhythymusstörungen kontraindiziert.*

? *Frage:* Als Hausarzt behandeln Sie einen Patienten wegen chronischer Herzinsuffizienz mit Chlortalidon (z.B. Hygroton®) und Digoxin (z.B. Lanicor®). Auf was müssen Sie achten?

✔ *Antwort:* Benzothiadiazin-Diuretika wie Chlortalidon führen zu einer gesteigerten Kaliumausscheidung im Urin mit der Gefahr einer Hypokaliämie bei Langzeitanwendung. Diese tritt bei bis zu 40 % der Behandelten auf. Die Hypokaliämie wiederum fördert die heterotope Reizbildung am Herzen und begünstigt digitalisinduzierte Rhythmusstörungen. Bei diesen Patienten muß man also regelmäßig den Serum-Kalium-Spiegel bestimmen und gegebenenfalls Kalium substituieren oder ein Kalium-sparendes Diuretikum, wie z.B. Triamteren oder das Kombinationspräparat Dytide H®, geben, um toxische Digitaliswirkungen zu vermeiden.

? *Frage:* Welche gegenseitigen Beeinflussungsmechanismen bestehen zwischen Digitalis sowie Kalium und Kalzium?

✔ *Antwort:* Kaliummangel führt über die Absenkung des Membranpotentials zu einer gesteigerten Erregbarkeit und verstärkt somit die positiv bathmotrope Wirkung von Herzglykosiden mit der Gefahr von Arrhythmien. Umgekehrt hemmt eine Hyperkaliämie die Digitaliswirkung und kann zu AV-Überleitungsstörungen führen, da auch Kalium wie die Herzglykoside negativ dromotrop wirkt.

Kalzium verstärkt die Digitaliswirkung (positiv inotrop) und kann in hohen Dosen Tachyarrhythmien bis hin zum Kammerflimmern auslösen. Einem digitalisierten Patienten darf deshalb niemals Kalzium i.v. verabreicht werden.

Bem.: *Kalzium fördert die Digitaliswirkung (ago-nistisch).*
Kalium hemmt die Digitaliswirkung (ant-agonistisch).

3.3 Weitere Medikamente zur Behandlung der Herzinsuffizienz

? *Frage:* Wann würden Sie Diuretika zur Therapie einer Herzinsuffizienz einsetzen?

✔ *Antwort:* Diuretika sind vor allem gut geeignet zur Beseitigung von Ödemen und pulmonalen Stauungszeichen im Rahmen einer Herzinsuffizienz. Früher gab man Diuretika bei schwerer Insuffizienz, wenn Herzglykoside allein nicht genügend ausschwemmten oder wenn wegen starker Stauungssymptomatik eine rasche Diurese notwendig war.

Heute werden Diuretika jedoch zunehmend als Basismedikation bei leichter Herzinsuffizienz allein oder in Kombination mit Herzglykosiden empfohlen. Auch bei Herzinsuffizienz mit begleitender arterieller Hypertonie sind Diuretika wegen ihrer Reduktion des zirkulierenden Volumens mit konsekutiver Entlastung des Herzens und Senkung des Blutdrucks als Mittel der ersten Wahl zu betrachten.

? *Frage:* Durch welche Wirkmechanismen sind ACE-Hemmstoffe zur Behandlung der chronischen Herzinsuffizienz geeignet?

✔ *Antwort:* ACE-Hemmstoffe wie Captopril (z.B. Lopirin®) haben in der Behandlung der Herzinsuffizienz in den letzten Jah-

ren zunehmend an Bedeutung gewonnen. Ihre Wirkung beruht auf der Hemmung des Angiotensin-Converting-Enzyms. Dadurch kann Angiotensin I nicht mehr in das stark vasokonstriktorisch wirksame Angiotensin II umgewandelt werden, wodurch der Blutdruck und damit die Nachlast am Herzen sinkt.

Außerdem wird durch das Fehlen von Angiotensin II weniger Aldosteron freigesetzt und damit vermehrt Natrium ausgeschieden, durch diesen diuretischen Effekt wird vor allem die Vorlast gesenkt.

Bem.: *Neuere Studien zeigen, daß ACE-Hemmstoffe besonders bei schwerer Herzinsuffizienz zu einer signifikanten Abnahme der Mortalität führen.*
Auch sprechen neueste Ergebnisse für eine positive Beeinflussung der diabetischen Nephropathie, deren Fortschreiten in einer Studie unter ACE-Hemmergabe verhindert werden konnte.

3.4 Therapie der akuten Herzinsuffizienz

? *Frage:* Wie behandeln Sie eine akute Herzinsuffizienz mit Lungenödem?

✔ *Antwort:* Bei der akuten Herzinsuffizienz mit Lungenstauung ist die Verminderung des venösen Rückstroms sowie die Entlastung des Herzens die wichtigste Behandlung. Dies wird erreicht durch:
- Hochlagern des Oberkörpers mit Tiefstellen der Beine
- Unblutigen Aderlaß mit Blutdruckmanschetten an den Extremitäten oder blutigen Aderlaß mit 400-500 ml Blut
- Flüssigkeitsrestriktion

- Diuretika mit starker Wirkung zur raschen Ausschwemmung, z.B. 40 mg Furosemid (z.B. Lasix®)
- Nitroglycerin zur Vorlastsenkung, am besten über Perfusor mit 2-6 mg/h. Dies wird auch venöses Pooling genannt.
- O_2-Zufuhr mit 2-6 l/min
- Vorsichtige Sedierung, z.B. mit 5 mg Diazepam (z.B. Valium®) zur Beseitigung von Unruhe und Tachypnoe
- Positiv inotrope Substanzen wie Dopamin und Dobutamin.

Bem.: Cave! Bei chronischen Lungenerkrankungen mit starker Hyperkapnie ist der Sauerstoffmangel oft noch der einzige Atemanreiz!

? *Frage:* Welche Wirkungen versprechen Sie sich von der Anwendung von Dopamin?

✔ *Antwort:* Dopamin als positiv inotrope Substanz steigert das Herzzeitvolumen und wirkt so einem *low-output-failure* entgegen, ohne dabei die Herzfrequenz wesentlich zu steigern. Durch eine Verbesserung der Nierendurchblutung fördert es die Diurese vor allem über seine dopaminerge Wirkung und entlastet damit den Kreislauf. In niedrigen Dosierungen bis 5 μg/kg/min senkt es zusätzlich den peripheren Widerstand mit nachfolgender Senkung der Nachlast. Dopamin ist daher indiziert bei akuter Herzinsuffizienz mit Vorwärtsversagen im kardiogenen Schock.

? *Frage:* Dopamin hat je nach Dosierung unterschiedliche Wirkungen. Können Sie diese dosisabhängigen Dopamineffekte kurz beschreiben?

✔ *Antwort:* Bei einer *niedrigen Dosierung von 0,5-5 μg/kg/min* ist der Blutdruck unverändert bei vermindertem peripheren Widerstand und leichter Erhöhung des Herzminutenvolumens (HMV). Es besteht eine gesteigerte Durchblutung von Leber, Niere und Splanchnicusbereich.

Bei einer *mittleren Dosierung von 5-9 μg/kg/min* ist der Blutdruck leicht gesteigert bei unverändertem peripheren Widerstand und erhöhtem HMV. Die Nierendurchblutung ist unverändert.

Bei einer *hohen Dosierung von mehr als 10 μg/kg/min* sind Blutdruck, peripherer Widerstand und HMV gesteigert bei verminderter Nierendurchblutung.

? *Frage:* Welche Medikamente sollte man einem Patienten mit manifester Herzinsuffizienz nicht geben?

✔ *Antwort:* Bei manifester Herzinsuffizienz sind in der Regel alle Medikamente kontraindiziert, die eine negativ inotrope Wirkkomponente aufweisen wie
- β-Rezeptorenblocker
- Kalziumantagonisten mit kardialer Wirkung, wie Verapamil (z.B. Isoptin®) und Diltiazem (z.B. Dilzem®)
- Antiarrhythmika, vor allen Chinidin und Phenytoin (z.B. Phenhydan®)
- Trizyklische Antidepressiva, die kardiodepressiv wirken
- Anthracycline wie Doxorubicin, die kardiotoxisch sind.

4. Arzneitherapie von Herzrhythmusstörungen

4.1 Grundlagen und Einteilung der Antiarrhythmika

? *Frage:* Bei welchen Herzrhythmusstörungen würden Sie Antiarrhythmika einsetzen?

✔ *Antwort:* Antiarrhythmika sind indiziert bei allen Rhythmusstörungen, die mit einer Abnahme des Herzminutenvolumens einhergehen. Dies können sowohl kritische Tachykardien wie auch Bradyarrhythmien sein.

Ebenso sind Antiarrhythmika angezeigt bei komplexen Rhythmusstörungen, die meist bei schweren myokardialen Erkrankungen oder nach Herzinfarkt auftreten und mit einem erhöhten Risiko eines plötzlichen Herztodes einhergehen. Nach der *LOWN-Klassifikation* ventrikulärer Herzrhythmusstörungen handelt es sich hierbei um gekoppelte ventrikuläre Extrasystolen (*VES*) oder ventrikuläre Tachykardien und um vorzeitig einfallende VES.

Bem.:

Lown-Klassifikation	
O	keine VES
I	weniger als 30 VES pro Stunde
II	mehr als 30 VES pro Stunde
III a	multiforme VES
III b	Bigeminus (Wechsel zwischen VES und normalem Komplex)
IV a	Couplets (zwei VES direkt nacheinander)
IV b	Salven (mehr als 3 VES nacheinander)
V	R auf T Phänomen

? *Frage:* Warum wollen Sie die Indikation für Antiarrhythmika so eng stellen?

✔ *Antwort: Antiarrhythmika* sind meist *negativ inotrop* und führen in bis zu 20 % der Fälle selbst zu teilweise schweren *Rhythmusstörungen*, so daß bei einigen Substanzen vor allem bei der Langzeitanwendung eine Prognoseverschlechterung nachgewiesen wurde. Dagegen konnte ein eindeutiger Nutzen einer langfristigen Therapie mit Antiarrhythmika bisher nicht belegt werden.

Daher sollten Antiarrhythmika nur bei akut bedrohlichen Rhythmusstörungen mit eingeschränkter Pumpleistung des Herzens und bei potentiell malignen Arrhythmien mit erhöhter Herztodgefahr zur Anwendung kommen.

Bei Herzgesunden mit einfachen Rhythmusstörungen oder bei Arrhythmien ohne hämodynamische Auswirkung besteht dagegen primär keine Indikation zur Therapie.

? *Frage:* Können Sie einen Überblick über die gängigen Antiarrhythmika geben?

✔ *Antwort:* Antiarrhythmika teilt man in der Regel nach ihrer elektrophysiologischen Wirkung nach *Vaughan Williams* in vier Substanzklassen ein:

Klasse I
Hemmstoffe des Natrium-Einstroms
- IA: mit Verlängerung des Aktionspotentials. Dazu gehören: Chinidin, Disopyramid, Procainamid, Ajmalin und Prajmalin
- IB: mit Verkürzung des Aktionspotentials Lidocain, Phenytoin, Mexiletin, Aprindin
- IC: ohne Einfluß auf die Aktionspotential-Dauer z.B. Flecainid, Propafenon.

Klasse II
β-Rezeptorenblocker, z.B. Propranolol, Metoprolol, Atenolol, Sotalol

Klasse III
Hemmstoffe des Kalium-Einstroms mit verlängerter Aktionspotential-Dauer, z.B. Amiodaron, Sotalol

Klasse IV
Kalziumantagonisten, z.B. Verapamil, Gallopamil, Diltiazem.

4.2 Therapie tachykarder Herzrhythmusstörungen

? *Frage:* Welches Medikament würden Sie zur Therapie paroxysmaler Tachykardien bei bekanntem WPW-Syndrom verwenden?

✔ *Antwort:* Als Mittel der Wahl bei WPW-Syndrom zur Therapie von Tachykardien gilt Ajmalin (z.B. Gilurytmal®) aus der Gruppe der IA-Antiarrhythmika.

Im akuten Anfall kann alternativ zu Ajmalin auch Propafenon (Rytmonorm®) gegeben werden.

Zur Prophylaxe häufig auftretender Tachykardien muß man anstelle von Ajmalin auf Prajmalin (z.B. Neo-Gilurytmal®) zurückgreifen, da Ajmalin kaum enteral resorbiert wird.

Bem.: Absolut kontraindiziert sind dagegen bei WPW-Syndrom Verapamil und Digitalis, weil sie zu einer verbesserten Überleitung im akzessorischen Bündel führen und so Kammerflimmern auslösen können.

? *Frage:* Chinidin gilt als gut wirksam bei Vorhofflattern und -flimmern. Warum sollte jedoch bei dieser Indikation Chinidin mit Verapamil oder auch Digitalis kombiniert werden?

✔ *Antwort:* Da *Chinidin* eine *ausgeprägt anticholinerge Wirkung* besitzt, kann es aufgrund einer Verbesserung der AV-Überleitung bei Vorhoftachykardien und vor allem bei Vorhofflattern zu Kammertachykardien kommen. Daher sollte man Chinidin in diesen Fällen mit einem negativ dromotropen Antiarrhythmikum wie Verapamil oder auch Digitalis kombinieren.

? *Frage:* Mit welchen wichtigen Nebenwirkungen müssen Sie bei Chinidin rechnen?

✔ *Antwort:* Wichtige Nebenwirkungen von Chinidin sind:
- **Allergische Reaktionen**
  z.B. „Chinidinfieber", Blutbildveränderungen, asthmatische Beschwerden

- **Kardiale Nebenwirkungen**
  z.B. negative Inotropie, Herzinsuffizienz, ventrikuläre Tachyarrhythmie

- **Anticholinerge Wirkungen**
  z.B. Glaukomanfall, Harnverhalt, Mundtrockenheit

- **Zentralnervöse Störungen**
  z.B. Kopfschmerzen, Ohrensausen, Doppelbilder, Schwindel.

? *Frage:* Kennen Sie typische Indikationen für Klasse-IB-Antiarrhythmika?

✔ *Antwort:* Klasse-IB-Antiarrhythmika vom Lidocaintyp werden allgemein als Mittel der Wahl bei ventrikulären Arrhythmien betrachtet.

Die „klassische" Indikation von Lidocain (z.B. Xylocain®) ist die Prophylaxe und Therapie akuter ventrikulärer Rhythmusstörungen bei Myokardinfarkt sowie bei Intoxikationen mit Herzglykosiden und trizyklischen Antidepressiva.

Phenytoin (z.B. Phenhydan®) gilt als erste Wahl bei Rhythmusstörungen im Rahmen einer Digitalisüberdosierung, sonst gibt es derzeit keine weitere Indikation als Antiarrhythmikum. Phenytoin wird hauptsächlich bei der Behandlung der Epilepsie verwendet.

Bem.: Lidocain kann aufgrund eines ausgeprägten first-pass-Effektes in der Leber nur parenteral verwendet werden.

? *Frage:* Welche Kontraindikationen für Lidocain sind zu beachten?

✔ *Antwort: Kontraindiziert* ist Lidocain aufgrund seiner negativ inotropen Wirkung bei schwerer *Herzinsuffizienz.*

Auch bei *AV-Blockierungen mit ventrikulärem Ersatzrhythmus* ist Lidocain absolut kontraindiziert, da es Kammerautoma-

tien erfolgreich unterdrückt und so zum Herzstillstand führen kann.

Eine weitere Kontraindikation ist eine bekannte *Lokalanästhetikaunverträglichkeit.*

? *Frage:* Flecainid aus der Gruppe der IC-Antiarrhythmika gilt heute als Reservetherapeutikum bei lebensbedrohlichen und therapierefraktären Rhythmusstörungen. Wissen Sie warum?

✔ *Antwort:* Flecainid (z.B. Tambocor®) hat ein hohes proarrhythmogenes Potential mit der Gefahr von ventrikulären Extrasystolen und Kammerflattern bis hin zum hyperdynamen Herz-Kreislaufstillstand.

In der CAST-Studie (cardiac arrhythmia suppression trial) führte diese arrhythmogene Wirkung bei zehnmonatiger Anwendung von Flecainid bei Infarktpatienten zu einer erhöhten Mortalität durch Herzstillstand, weshalb Flecainid bei Patienten mit Myokardinfarkt nicht mehr eingesetzt werden sollte.

? *Frage:* Bei welchen Rhythmusstörungen kommt die Gabe von β-Blockern in Betracht?

✔ *Antwort:* β-Blocker hemmen die sympathoadrenerge Stimulation am Herzen und wirken negativ inotrop, chronotrop, dromotrop und bathmotrop. β-Blocker sind daher gut geeignet bei supraventrikulären tachykarden Rhythmusstörungen, bei hyperkinetischem Herzsyndrom sowie bei Sinustachykardien im Rahmen einer Hyperthyreose.

Außerdem kann die Verwendung von β-Blockern bei zusätzlich bestehender KHK oder Hypertonie von therapeutischem Vorteil sein.

Bem.: β-Blocker, v.a. β1-selektive Vertreter dieser Substanz-Klasse, können auch in der Schwangerschaft verordnet werden.

? *Frage:* Der β-Blocker Sotalol gilt auch als Klasse-III-Antiarrhythmikum. Was wissen Sie über dieses Medikament?

✔ *Antwort:* Sotalol (z.B. Sotalex®) ist ein nichtkardioselektiver β-Blocker ohne intrinsische Aktivität. Er verlängert zusätzlich ähnlich wie Amiodaron die Dauer des Aktionspotentials und die Refraktärzeit in Vorhof und Kammer. Somit kann es bei supraventrikulären und ventrikulären Herzrhythmusstörungen verwendet werden.

Bem.: Sotalol gilt als ein relativ sicheres und im Vergleich zu anderen Antiarrhythmika sehr nebenwirkungsarmes Medikament.

? *Frage:* Warum werden β-Blocker bei Infarktpatienten häufig verordnet?

✔ *Antwort:* β-Blocker verhindern eine belastungsinduzierte kardiale Überforderung und mindern die Häufigkeit von Postinfarktrhythmusstörungen.

Auch konnte bei Infarktpatienten eine signifikante Senkung des Risikos eines plötzlichen Herztodes nachgewiesen werden, so daß β-Blocker häufig zusammen mit Acetylsalicylsäure zur Langzeitprophylaxe nach Herzinfarkt verordnet werden.

? *Frage:* Wegen therapierefraktärer bedrohlicher Rhythmusstörungen erwägen Sie bei einer 73jährigen Patientin mit mäßiger Struma nodosa I. Grades die Gabe von Amiodaron (z.B. Cordarex®), einem Klasse-III-Antiarrhythmikum.

Was sollten Sie bei dieser Patientin vorher in jedem Fall abklären?

✔ *Antwort:* Aus zwei Gründen muß hier in jedem Fall die Stoffwechselsituation der Schilddrüse abgeklärt werden:
- Rhythmusstörungen, eventuell in Kombination mit einer ebenfalls therapierefraktären Herzinsuffizienz, können das einzige Symptom einer mono- bis oligosymptomatischen Altershyperthyreose sein. In diesem Fall muß primär die Hyperthyreose konsequent behandelt werden.
- Amiodaron ist stark jodhaltig und darf daher bei Schilddrüsenautonomie wie beispielsweise einem autonomen Adenom oder einer diffusen Autonomie nicht gegeben werden. Es kann eine lebensbedrohliche hyperthyreote Krise ausgelöst werden.

Bem.: Amiodaron hat einen Iodgehalt von 37 %.

? *Frage:* Warum ist Amiodaron in der Regel nur bei therapierefraktären und bedrohlichen Rhythmusstörungen indiziert?

✔ *Antwort:* Amiodaron hat zahlreiche und in bis zu 10 % auch schwere Nebenwirkungen wie beispielsweise Korneaeinlagerungen, Photosensibilisierung, Neuropathien, Auslösung einer Hyperthyreose, Leberfunktionsstörungen und Lungenfibrose. Zudem besteht bei der extrem langen Halbwertszeit von 2-4 Wochen Kumulationsgefahr mit erhöhter Nebenwirkungsrate.

Amiodaron ist jedoch oft noch bei ansonsten therapierefraktären ventrikulären und supraventrikulären Rhythmusstörungen wirksam, so daß es als *ultima ratio* unter strenger Indikationsstellung gute Dienste leisten kann.

? *Frage:* Was wissen Sie über Klasse-IV-Antiarrhythmika?

✓ *Antwort:* Zu den Klasse-IV-Antiarrhythmika zählen die herzwirksamen Kalziumantagonisten Verapamil (z.B. Isoptin®), Gallopamil (z.B. Pancorum®) und Diltiazem (z.B. Dilzem®), wobei der antiarrhythmische Effekt in dieser Reihenfolge abnimmt. Sie wirken auf den Sinusknoten negativ chronotrop und negativ dromotrop auf den AV-Knoten, so daß sie besonders bei supraventrikulären Tachyarrhythmien indiziert sind.

Nachteilig ist vor allem der negativ inotrope Effekt auf den Herzmuskel.

Bem.: Die Kombination Verapamil + Chinidin hat sich besonders in der Therapie und Prophylaxe von Vorhofflattern und -flimmern bewährt.

? *Frage:* Auf welche Wechselwirkungen mit anderen Medikamenten müssen Sie bei der Gabe von Verapamil achten?

✓ *Antwort:* An folgende Wechselwirkungen muß man bei Verapamil denken:
- Verapamil vermindert die renale Ausscheidung von Herzglykosiden, daher sollte vor allem der Digoxinspiegel kontrolliert und gegebenenfalls die Glykosiddosis reduziert werden
- Verapamil hemmt die AV-Überleitung und verstärkt die negativ dromotrope Wirkung anderer Antiarrhythmika.
  Cave! Verapamil darf nie zusammen mit β-Blockern i.v. gegeben werden. Es besteht die Gefahr eines kompletten AV-Blocks
- Verapamil nicht zusammen mit alkoholischen Lösungen injizieren, es kommt zur Ausfällung!

? *Frage:* Digitalis gilt im weiteren Sinne ebenfalls als Antiarrhythmikum. Wann würden Sie es einsetzen?

✓ *Antwort:* Digitalis wirkt negativ chronotrop und negativ dromotrop, so daß es typischerweise bei Tachyarrhythmien bei Vorhofflattern und -flimmern indiziert ist, um den Kammerrhythmus zu normalisieren.

Bem.: Digitalis kann auch durch Herzinsuffizienz bedingte Rhythmusstörungen beheben, aber: Digitalis kann bei Überdosierung selbst jede Art von Rhythmusstörungen auslösen!

4.3 Therapie bradykarder Herzrhythmusstörungen

? *Frage:* Welche Therapiemöglichkeiten haben Sie bei akuten bradykarden Herzrhythmusstörungen?

✓ *Antwort:* Bei bradykarden Rhythmusstörungen steht primär Atropin zur Verfügung.

Falls Kontraindikationen für Atropin wie beispielsweise Engwinkelglaukom oder eine Prostatahyperplasie bestehen, kann alternativ ein β-Adrenozeptor-Agonist wie Isoprenalin (z.B. Aludrin®) oder Orciprenalin (z.B. Alupent®) gegeben werden. Kontraindikationen sind hierbei Herzinsuffizienz, Hyperthyreose sowie frischer Myokardinfarkt.

? *Frage:* Auf welche Nebenwirkung müssen Sie bei der Anwendung von Orciprenalin besonders achten?

✔ *Antwort:* Orciprenalin ist ein β-Sympathomimetikum mit positiv inotroper, chronotroper, dromotroper und bathmotroper Wirkung.

Besonders die positiv bathmotrope Komponente kann gefährlich werden, da hierdurch das Auftreten ventrikulärer Extrasystolen gefördert wird mit der Gefahr von Kammertachykardien bis hin zum Kammerflimmern.

Bem.: Auch antibradykarde Antiarrhythmika können selbst Arrhythmien induzieren!

? *Frage:* Welche therapeutische Maßnahme würden Sie einem Patienten mit schon länger bestehender Bradyarrhythmie empfehlen?

✔ *Antwort:* Da weder Atropin noch Isoprenalin oder Orciprenalin aufgrund ihrer Nebenwirkungen zur langfristigen Therapie geeignet sind, empfiehlt sich bei allen länger anhaltenden bradykarden Rhythmusstörungen auf jeden Fall die Implantation eines Herzschrittmachers.

5. Therapie von Koronarerkrankungen

5.1 Behandlung der Angina pectoris

? *Frage:* Welche grundsätzlichen medikamentösen Behandlungsmöglichkeiten der koronaren Herzkrankheit kennen Sie?

✔ *Antwort:* Die koronare Herzkrankheit kann grundsätzlich behandelt werden mit:
- Organischen Nitraten und Molsidomin
- Kalziumantagonisten
- β-Rezeptorenblockern.

? *Frage:* Über welche Mechanismen wirken diese drei Substanzklassen hauptsächlich antianginös?

✔ *Antwort:* Die organischen Nitrate bewirken vor allem eine Weitstellung der venösen Kapazitätsgefäße, in geringerem Umfang auch eine Dilatation der arteriellen Widerstandsgefäße. Die daraus resultierende Senkung von Vor- und Nachlast (pre- and afterload) verringert den enddiastolischen Ventrikeldruck und fördert die Durchblutung des Myokards in der Diastole.

Kalziumantagonisten sind vorwiegend Nachlastsenker durch Minderung des peripheren Widerstandes. Dies geschieht durch Hemmung des intrazellulären Kalzium-Einstroms, wodurch die Kontraktilität der glatten Muskelzelle herabgesetzt wird.

β-Rezeptorenblocker wirken vor allem unter Belastung über eine Senkung von Frequenz und Herzminutenvolumen antianginös. Sie bieten darüber hinaus antiarrhythmischen Schutz (siehe unter Antiarrhythmika).

	Nitrate	Kalzium-antago-nisten	Beta-Blocker
hauptsächliche Wirkung	Vorlast sinkt	Nachlast sinkt	neg. inotrop HMV sinkt
O_2-Verbrauch	–	–	–
Widerstand (peripher und koronar)	–	– –	+
Herzminutenvolumen	–	–	– –
Frequenz	+ (reflektorisch)	– (bei Nifedipin reflektorisch Anstieg)	– –
Anwendung	akut, auch prophylaktisch bes. im akuten Anfall	akut und prophylaktisch bes. bei Koronarspasmen	nur Prophylaxe

? *Frage:* Welches Medikament würden Sie bevorzugt zur Unterbrechung eines Angina pectoris-Anfalls geben?

✔ *Antwort:* Mittel der Wahl beim Angina pectoris-Anfall ist Glyceroltrinitrat (z.B. Nitrolingual®) als Zerbeißkapsel zur sublingualen Anwendung oder als Spray in einer Dosierung von 1-2 x 0,8 mg. Die Wirkung setzt innerhalb einer Minute ein und hält für etwa 20-30 Minuten an, da Glyceroltrinitrat in der Leber einer raschen Metabolisierung zu einem inaktiven Metaboliten unterliegt.

? *Frage:* Was verstehen Sie unter der sogenannten Nitrattoleranz?

✔ *Antwort:* In der glatten Muskelzelle wird aus Nitrat enzymatisch unter SH-Gruppenverbrauch Stickstoffmonoxid (NO) gebildet, das die Guanylatcyclase aktiviert. Der dadurch steigende Spiegel an cGMP führt zu einer Senkung der intrazellulären Kalzium-Konzentration mit nachfolgender Muskelrelaxation. Der Verbrauch von Sulfhydril-Gruppen ist vermutlich Grundlage der Nitrattoleranz, die bei ständig hohen Nitratplasmaspiegeln bis zum völligen Wirkungsverlust führen kann, jedoch beim Absetzen des Medikamentes schnell reversibel ist. Deshalb empfiehlt sich für die Langzeitanwendung zur Angina pectoris-Prophylaxe, in der vor allem *Isosorbiddinitrat* ISDN (z.B. Isoket®; Wirkungsdauer: 1-2 h) oder sein Metabolit *Isosorbid-5-mononitrat* ISMN (z.B. Ismo®; Wirkungsdauer: 4-6 h) zum Einsatz kommen, eine intermittierende Therapie, z.B. morgens und abends je 20 mg ISDN oder ISMN.

Bem.: Auch nitrohaltige Hautpflaster sollten nur intermittierend für einige Stunden pro Tag und nicht ständig aufgeklebt werden.

? *Frage:* Erwarten Sie auch bei der Anwendung von Molsidomin (z.B. Corvaton®) Toleranzprobleme?

✔ *Antwort:* Molsidomin ist ein Prodrug, das erst in der Leber zur aktiven Wirkform metabolisiert wird. Auch Molsidomin wirkt ähnlich den Nitraten über Nitroso-Verbindungen, die jedoch nicht-enzymatisch und ohne SH-Gruppenverbrauch gebildet werden. Unter der Therapie ist daher keine Toleranzentwicklung zu erwarten. Wirkung und Nebenwirkungen entsprechen etwa den Nitraten. Im Tierversuch erwies sich Molsidomin in hoher Dosis als karzinogen, weshalb es nur noch bei Unverträglichkeit anderer Präparate oder im höheren Lebensalter empfohlen wird.

? *Frage:* Können Sie wesentliche Nebenwirkungen von Nitraten nennen?

✔ *Antwort:* Wesentliche Nebenwirkungen sind:
- Nitratkopfschmerz, der meist nach einigen Tagen reversibel ist
- Orthostatische Beschwerden, eventuell starker Blutdruckabfall und Kollaps
- Reflektorische Steigerung der Herzfrequenz
- Hautrötung (Flush)
- Allergische Hautreaktionen
- Allgemeine Relaxation der glatten Muskulatur.

Bem.: Zur Muskelrelaxation sind Nitrate z.B. bei Darmspasmen oder bei Achalasie indiziert.

? *Frage:* Können Sie verschiedene Typen von Kalziumantagonisten nennen und kurz ihre unterschiedliche Wirkung skizzieren?

✔ *Antwort:* Die Haupttypen von Kalziumantagonisten werden repräsentiert durch:
- Nifedipin-Typ (1,4-Dihydropyridin-Typ)
- Diltiazem-Typ
- Verapamil-Typ.

Dabei nimmt in dieser Reihenfolge die vasodilatierende Wirkung und somit die Senkung der Nachlast ab, während die direkte Wirkung auf das Herz (negativ inotrop und chronotrop) und damit das antiarrhythmische Potential zunimmt.

? *Frage:* Welche Wirkungen und Nebenwirkungen der verschiedenen Typen von Kalziumantagonisten kennen Sie?

✔ *Antwort:* Nifedipin (z.B. Adalat®) als starker Vasodilatator führt vor allem zu Hypotonie, Kopfschmerz, Reflextachykardie, Flush, Knöchelödemen und allergischen Reaktionen und sollte aufgrund seiner im Tierversuch teratogenen Wirkung nicht während der Schwangerschaft gegeben werden. Nifedipin eignet sich wegen seines schnellen Wirkungseintritts innerhalb von Minuten bei sublingualer Gabe von z.B. 10 mg auch zur Behandlung eines akuten Angina pectoris-Anfalls ebenso wie zur Therapie einer hypertonen Krise.

Verapamil (z.B. Isoptin®) hemmt zusätzlich zur Vasodilatation die langsame Kalzium-Depolarisation am Herzen und wirkt dadurch negativ chronotrop und inotrop. Daher ist zu beachten, daß Verapamil bei hoher Dosierung oder in Kombination mit β-Rezeptorenblockern zu Bradykardien bis hin zum AV-Block führen kann. Vertreter vom Verapamiltyp werden auch als Antiarrhythmika besonders bei supraventrikulären Tachyarrhythmien eingesetzt.

Diltiazem (z.B. Dilzem®) schließlich nimmt eine Mittelstellung ein und verfügt ebenfalls über eine antiarrhythmogene Potenz, jedoch nicht so ausgeprägt wie Verapamil.

Bem.: Nitrendipin (z.B. Bayotensin®) hat aufgrund seiner langen HWZ gegenüber Nifedipin den Vorteil, daß es nur einmal täglich eingenommen werden muß.

Wirkprofil von Kalziumantagonstisten nach Klaus			
	Nife-dipin	Vera-pamil	Dil-tiazem
Koronar-widerstand	− −	−	−
Periph. Wider-stand	− −	−	−
Blutdruck	−	−	−
Herzfreqenz	+	−	−
AV-Überleitung	o	−	−
Kontraktilität	o	−	−
o: keine Beeinflussung			

? *Frage:* Lassen sich β-Rezeptorenblocker auch in der Therapie der KHK einsetzen?

✔ *Antwort:* β-Blocker können sehr wohl zur KHK-Therapie verwendet werden. Sie eignen sich jedoch nur bei Langzeitanwendung zur Prophylaxe. Ihre Wirkung beruht vor allem auf einer Senkung des myokardialen Sauerstoffverbrauchs. Dies wird über ihre negativ ino- und chronotrope Wirkung und die daraus resultierende Verminderung des Herzminutenvolumens erreicht. Letztlich führen sie so vor allem unter Belastung zu einer Verbesserung des Wirkungsgrades und beugen einem Angina pectoris-Anfall vor.

? *Frage:* Sie betreuen als Hausarzt seit langem einen 56jährigen Patienten mit chronischem Asthma bronchiale, bei dem in letzter Zeit häufiger Angina pectoris Anfälle aufgetreten sind. Würden Sie zur Angina pectoris-Prophylaxe bei diesem Patienten, dessen Asthma mit

Terbutalin (z.B. Bricanyl®) und inhalativen Glukokortikoiden beherrscht wird, Metoprolol (z.B. Beloc®) verwenden?

✔ *Antwort:* Da durch β-Rezeptorenblocker Asthma-Anfälle provoziert werden, ist bei diesem Patienten Metoprolol kontraindiziert, auch wenn es sich hierbei um einen sogenannten β_1-selektiven β-Rezeptorenblocker handelt. Dieser entfaltet bei niedriger Dosierung seine Wirkung vorwiegend an den kardialen β_1-Rezeptoren, blockiert aber immer auch teilweise die β_2-Rezeptoren des Bronchialsystems. Daher sind β-Blocker allgemein bei chronisch-obstruktiven Atemwegserkrankungen, aber auch bei Herzinsuffizienz sowie AV-Block II. und III. Grades kontraindiziert.

? *Frage:* Kennen Sie weitere Erkrankungen, bei denen β-Blocker mit Vorsicht anzuwenden sind?

✔ *Antwort:* Ja, z.B. eine bestehende periphere AVK ebenso wie ein M. Raynaud, da durch β-Blocker die über β_2-Rezeptoren vermittelte Vasodilatation in den Widerstandsgefäßen verhindert wird. Eine weitere Erkrankung, bei der β-Rezeptorenblocker Probleme hervorrufen, ist der Diabetes mellitus. Durch eine Hemmung der β_2-Rezeptoren in Leber und Skelettmuskulatur wird die Glykogenolyse vermindert und damit die hypoglykämische Wirkung von Insulin verstärkt. Gefährlich dabei ist, daß die typischen Symptome der Hypoglykämie wie Unruhe, Tremor und Tachykardie durch die β-Blocker maskiert werden können.

? *Frage:* Bei einem Patienten, den Sie über etwa 2 Jahre im Rahmen einer KHK unter anderem mit Atenolol (z.B. Tenormin®) behandelt haben, wollen Sie das Medikament wegen wiederaufgetretener Angina pectoris-Anfälle gegen einen Kalziumantagonisten austauschen. Was haben Sie dabei zu beachten?

✔ *Antwort:* Beim plötzlichen Absetzen von β-Blockern wie z.B. Atenolol nach Langzeitanwendung kann es zu einem Reboundphänomen mit Tachykardie, Arrhythmie und Angina pectoris bis zum Infarkt kommen. Dies ist auf eine β-Rezeptorvermehrung zurückzuführen, die nach Behandlungsende zu einer gesteigerten Empfindlichkeit gegenüber Noradrenalin führt. Daher sollte eine Therapie mit β-Blockern über 1-2 Wochen langsam ausschleichend beendet werden.

5.2 Medikamentöse Therapie des Herzinfarkts

? *Frage:* Sie werden als Notfallarzt zu einem Patienten mit dringendem Verdacht auf einen Herzinfarkt gerufen. Der Patient ist bei Bewußtsein, sehr unruhig und klagt über äußerst heftige Schmerzen retrosternal. Was würden Sie tun?

✔ *Antwort:* Für die ambulante Versorgung bis zur Klinikeinweisung empfehlen sich bei diesem Patienten folgende Maßnahmen:
- Nitroglycerin (z.B. Nitrolingual®) 1-2 x 0,8 mg sublingual oder als Spray
- Venenzugang legen
- RR und Puls kontrollieren
- Wenn möglich: EKG-Kontrolle, O_2-Gabe per Nasensonde (3-6 l/min)
- Sedierung und Schmerzbekämpfung zur psychischen Entlastung.

Wenn Schmerz und Unruhe bekämpft werden, sinken Blutdruck und Herzbelastung, nachfolgend bessert sich die Myokardischämie und der Schmerz.Verwendet wird dafür Diazepam (z.B. Valium®) 5-10 mg langsam i.v.

Bei weiterbestehendem Schmerz trotz Nitroglycerin

- Morphin oder Pethidin (z.B. Dolantin®) i.v. Dabei muß man beachten, daß Opiate den Vagotonus erhöhen, deshalb eventuell bei Bradykardie-Gefahr mit Atropin kombinieren
- Schnellstmögliche Klinikeinweisung, dort wird innerhalb von 4-6 h die Lysetherapie angestrebt, deshalb dürfen *keine i.m.-Injektionen* vorgenommen werden.

? *Frage:* Welche Fibrinolytika kennen Sie, die im Rahmen einer Lysetherapie z.B. beim Herzinfarkt eingesetzt werden?

✔ *Antwort:* Zur Rekanalisation der überwiegend thrombotischen Koronarverschlüsse auf dem Boden einer Arteriosklerose lassen sich verschiedene Fibrinolytika einsetzen:

- *Streptokinase* (z.B. Streptase®) bildet mit Plasminogen einen Komplex, der dann als Plasminogenaktivator auf freies Plasminogen wirkt.
- *APSAC* (z.B. Eminase®), das *A*nisoylderivat des *P*lasminogen-*S*treptokinase-*A*ktivator-*K*omplexes. Hier liegt die Streptokinase schon als Komplex vor. Da die Streptokinase als Anisoylderivat maskiert ist, wird die HWZ wesentlich verlängert (APSAC weist eine HWZ von ca. 90 min gegenüber Streptokinase mit 30 min auf)
- *Urokinase* (z.B. Actosolv®) ist als körpereigenes Produkt für eine wiederholte und langandauernde Therapie geeignet
- *t-PA* (z.B. Actilyse®; *t*issue-type-*P*lasminogen-*A*ktivator), ein gentechnologisch hergestelltes körpereigenes Glykoprotein, aktiviert nur fibringebundenes Plasminogen, ist also theoretisch nur lokal am Thrombus wirksam.

Bei einer rechtzeitig, d.h. innerhalb der ersten 4-6 h, durchgeführten Lysetherapie kommt es in 60-80 % der Fälle zu einer erfolgreichen Rekanalisation.

Sehr gute Ergebnisse erzielt man auch mit der lokalen, d.h. intrakoronaren Applikation, die bei gleicher Nebenwirkungsrate wegen ihres großen Aufwands häufig nicht praktikabel ist.

Bem.: Nach Anwendung von Streptokinase oder APSAC kommt es zum Anstieg des Antistreptolysin (ASL)-Titers. Daher innerhalb der nächsten Monate keine zweite Lyse mit Streptokinase oder APSAC vornehmen!

? *Frage:* Wie behandeln Sie einen Patienten stationär nach erfolgreicher Lysetherapie weiter, um erneute Thrombosierungen zu vermeiden?

✔ *Antwort:* An eine Lysetherapie sollte sich immer eine Vollheparinisierung anschließen (high-dose-heparine). Man beginnt je nach Körpergewicht mit einer Bolusgabe von 5000 - 10 000 I.E. Heparin i.v. und gibt anschließend am besten über Perfusor 1000 - 1400 I.E./h.

Allgemein empfiehlt sich zur Vollheparinisierung eine Gabe von mindestens 400 I.E./kg KG täglich, wobei die genaue Einstellung nach der PTT erfolgt. Dabei ist eine Verlängerung der PTT auf das 1,5 - 2fache des Ausgangswertes anzustreben.

? *Frage:* Wie Sie sicher wissen, sind die ersten 24-48 h nach dem Infarktereignis die gefährlichsten. In dieser Phase treten häufig ventrikuläre Tachyarrhythmien oder ventrikuläre Extrasystolen auf. Welches Pharmakon würden Sie dann bevorzugt einsetzen?

✔ *Antwort:* Mittel der Wahl bei ventrikulären Rhythmusstörungen in der Akutphase nach einem Infarkt ist Lidocain. Als Klasse I B-Antiarrhythmikum (Schema nach Vaughan-Williams) wirkt es vor allem ventrikulär.

Weitere Vorteile sind:

- Lidocain wirkt nur schwach negativ inotrop, d.h. die beim Infarkt meist eingeschränkte Herzleistung wird nicht verschlechtert
- Es besitzt eine gute Steuerbarkeit mit schnellem Wirkungseintritt bei kurzer Halbwertszeit (ca. 20 min).

Bem.: Anwendung möglichst nur unter EKG-Monitoring, nur parenterale Applikation möglich.

5.3 Pharmakotherapeutische Rezidivprophylaxe des Herzinfarkts

? *Frage:* Würden Sie bei einem Herzinfarktpatienten nach der stationären Entlassung auch weiterhin Antikoagulantien empfehlen?

✔ *Antwort:* Zur Vermeidung von Reinfarkten empfiehlt sich in jedem Fall eine Weiterbehandlung mit Antikoagulantien. Als geeignet erwies sich Acetylsalicylsäure, da es im arteriellen Bereich die Thrombozytenaggregation hemmt und dadurch das Auftreten von Reinfarkten in der Langzeittherapie deutlich mindert. Alternativ dazu können, gerade nach Reinfarkten oder anderen thromboembolischen Komplikationen orale Antikoagulantien vom Cumarintyp wie z.B. Phenprocoumon (z.B. Marcumar®) verabreicht werden. In diesem Fall ist ein Quickwert von 15-25 % anzustreben.

Bem.: Die Inzidenz und Letalität von Reinfarkten wird auch durch eine Langzeittherapie mit β-Rezeptorenblockern signifikant gesenkt.

6. Pharmakotherapie arterieller und venöser Durchblutungsstörungen

6.1 Antikoagulantien

? *Frage:* Welche Unterschiede gibt es zwischen Standard-Heparin wie z.B. Liquemin® N und niedermolekularem Heparin wie z.B. Fraxiparin®?

✔ *Antwort:* Die antikoagulatorische Wirkung von **Standard-Heparin** mit einem mittleren Molekulargewicht von 12 000-15 000 beruht hauptsächlich auf der Bindung von Standard-Heparin an *Antithrombin III* (AT III). Durch diese Bindung ändert Antithrombin III seine Konfiguration und wird in seiner hemmenden Wirkung gegenüber den aktivierten Gerinnungsfaktoren, besonders Faktor IIa (Thrombin) und Faktor Xa, auf ca. das 1000-fache beschleunigt. Standard-Heparin *hemmt die Thrombozytenfunktion* und *behindert die Plättchenaggregation.* Aufgrund seiner geringen HWZ von *2 h,* muß Standard-Heparin als low-dose Heparin in einer Dosierung von *3 x 5000 I.E.* s.c./Tag verabreicht werden.

Niedermolekulares Heparin mit einem mittleren Molekulargewicht von 4000-6000 *hemmt* im Gegensatz zu Standard-Heparin vor allem *Faktor Xa,* weniger Thrombin oder die Thrombozytenfunktion. Niedermolekulares Heparin hat eine längere HWZ von *4-5 h* und eine *größere biologische Verfügbarkeit,* die eine einmalige Applikation pro Tag als *1 x 2 500 I.E.* s.c. erlauben.

? *Frage:* Welche Nebenwirkungen können bei einer Standard-Heparin Therapie auftreten?

✔ *Antwort:* Bei Verwendung von Standard-Heparin können folgende Nebenwirkungen auftreten:
- Blutungen, vor allem bei Überdosierung
- Allergische Reaktionen
- Schmerzkrisen
- Reversible Alopezie: 40 % der Patienten leiden nach mehrwöchiger high-dose-Therapie unter diffuser Alopezie
- Hyperkaliämie: in seltenen Fällen kann es innerhalb der ersten Woche einer low-dose Therapie durch Hemmung der Aldosteronsynthese zur Hyperkaliämie kommen
- Transaminasenerhöhung
- Osteoporose, v.a. nach Langzeittherapie mit einer high-dose-Therapie und
- Thrombozytopenie.

? *Frage:* Wissen Sie, wie die Heparin-assoziierte Thrombozytopenie entsteht?

✔ *Antwort:* Bei der Heparin-assoziierten Thrombozytopenie lassen sich zwei Formen unterscheiden:
- Die *leichte Form,* bei der die Therapie meist fortgeführt werden kann. Die Thrombozytopenie entsteht durch die aggregationsfördernde Wirkung von Standard-Heparin, das an Thrombozyten binden und dann eine Aggregation der Blutplättchen bewirken kann.

- Die *schwere Form*, die meist zum Therapieabbruch und zum Umsetzen auf niedermolekulares Heparin zwingt. Ursache sollen Plättchenantikörper vom IgG-Typ sein, die nach Bindung von Standard-Heparin an die Thrombozytenmembran gebildet werden.

? *Frage:* Warum setzt die Wirkung von Cumarinderivaten nicht sofort nach der Applikation ein?

✔ *Antwort:* Cumarinderivate wie Phenprocoumon (z.B. Marcumar®) sind Vit.-K-Antagonisten. Sie *hemmen die Biosynthese der Vit.-K-abhängigen Gerinnungsfaktoren II, VII, IX und X* sowie die Gerinnungsinhibitoren Protein C und S. Vit.-K-Antagonisten hemmen dabei die Vit.-K abhängige γ-Carboxylierung von Glutamatresten, durch die die Gerinnungsfaktoren erst wirksam werden. Die Wirkung von Cumarinderivaten setzt aber erst dann ein, wenn die im Blut zirkulierenden aktiven Faktoren um mindestens 10 % vermindert sind. Dies dauert je nach Medikament 12-24 h. Erst nach 2-3 Tagen ist die Wirkung voll ausgeprägt. Deshalb ist bei rasch notwendiger Gerinnungshemmung eine Therapieeinleitung mit dem sofort wirksamen Heparin erforderlich.

? *Frage:* Welche Patienten sind von den durch Cumarinderivaten hervorgerufenen Hautnekrosen bevorzugt betroffen?

✔ *Antwort:* Besonders eindrucksvoll zeigen sich die Nebenwirkungen von Cumarinderivaten in Form von kutanen Hautnekrosen, die oft perakut verlaufen und bei 0,1 % aller mit Cumarinderivaten behandelten Patienten auftreten. Prädestiniert sind vor allem *adipöse, postmenopausale Frauen.* Besonders betroffen sind die Innenseiten der Oberschenkel, Bauch und Mamma.

? *Frage:* Können Sie an einigen Beispielen mögliche Interaktionen von Cumarinderivaten mit anderen Medikamenten beschreiben?

✔ *Antwort:* Eine *Wirkungsverstärkung* von Cumarinderivaten kann über verschiedene Mechanismen entstehen:
- Verdrängung aus der Plasmaeiweißbindung z.B. durch Nicht-steroidale Antiphlogistika wie Phenylbutazon und Salicylate sowie durch Phenytoin, Sulfonamide, Tolbutamid und Clofibrat
- Hemmung mikrosomaler hepatischer Enzyme z.B. durch Allopurinol oder Chloramphenicol
- In Kombination mit Medikamenten, die synergistisch die Gerinnungsfaktorensynthese hemmen z.B. Chinidin, Salicylate, Tetrazykline und Anabolika.

Eine *Wirkungsabschwächung* von Cumarinderivaten kann hervorgerufen werden durch:
- Störung der intestinalen Resorption z.B. durch Colestyramin, Laxantien und Griseofulvin
- Induktion mikrosomaler hepatischer Enzyme z.B. Barbiturate, Rifampicin und Probenecid.

? *Frage:* Dürfen Sie Cumarinderivate während der Schwangerschaft verabreichen?

✔ *Antwort:* Cumarinderivate sind im Gegensatz zu Heparin in der Schwangerschaft kontraindiziert, da sie die Plazenta passieren und nachgewiesenermaßen teratogen sind. Bei Einnahme von Cumarinderivaten während des 1. Trimenons kann es zum „fetal warfarine syndrome" kommen. Zu diesem Syndrom zählen die Ausbildung einer Sattelnase, ein fehlendes Nasenseptum, eventuell Mikrozephalie sowie punktförmige Verkalkungen der Epiphysen der langen Röhrenknochen. In der Stillzeit sind Cumarinderivate ebenso kontraindiziert, da sie die physiologische Hypoprothrombinämie des Neugeborenen verstärken können.

Bem.: Warfarin ist ein in den angelsächsischen Ländern weit verbreitetes Cumarinderivat.

? *Frage:* Wie überprüfen Sie die Wirksamkeit einer Therapie mit Standard-Heparin, niedermolekularem Heparin oder Cumarinderivaten?

✔ *Antwort:* Die Wirksamkeit einer Therapie mit *Standard-Heparin* läßt sich anhand der *PTT*, der partiellen Thromboplastinzeit, sowie auch der Thrombinzeit (TZ) nachweisen, wobei die PTT allerdings vorzuziehen ist. Ziel ist die Verlängerung der Gerinnungszeit auf das Doppelte des Normwerts. Allerdings verändert lediglich eine high-dose Therapie die PTT, bei einer low-dose-Heparin Therapie zeigt sich keine oder nur eine leichte Verlängerung der PTT.

Die Wirksamkeit einer Therapie mit *niedermolekularem Heparin* läßt sich momentan *noch nicht labormedizinisch nachweisen*. Die PTT ist ungeeignet und Anti-Faktor-Xa-Tests sind noch keine Routinemethode.

Eine *Cumarintherapie* läßt sich mit Hilfe des *Quickwertes* (Thromboplastinzeit), der 15-25 % des Normwertes betragen sollte, überprüfen.

? *Frage:* Wie gehen Sie bei einer Überdosierung von Cumarinderivaten vor?

✔ *Antwort:* Sinkt der Quickwert unter 10 %, *ohne* daß *Blutungen* auftreten, so genügt meist eine *Dosisreduktion* bzw. ein vor-

übergehendes Absetzen des Medikaments. Fakultativ kann Vit.-K (Phytomenadion, z.B. Konakion®) oral verabreicht werden.

Leichtere Blutungen machen die *orale* Gabe von *Vit.-K* erforderlich.

Bei *bedrohlichen Blutungen* werden *Prothrombinkomplex* (z.B. PPSB) und *Vit.-K i.v.* substituiert. Der Prothrombinkomplex muß bei schweren Blutungskomplikationen eingesetzt werden, da die Synthese der Gerinnungsfaktoren erst nach 6-12stündiger Latenz einsetzt.

Zusätzlich kann mit *Colestyramin* der enterohepatische Kreislauf der Cumarinderivate unterbrochen werden.

Bem.: PPSB ist ein Konzentrat aus den Faktoren II (Prothrombin), VII (Proconvertin), X (Stuart-Prower-Faktor) und IX (antihämophiler Faktor B).

6.2 Lipidsenker

? *Frage:* Wie wollen Sie einen Patienten mit einem Serumcholesterinspiegel von 280 mg/dl (HDL: 30 mg/dl; LDL: 160 mg/dl) therapieren?

✔ *Antwort:* Basis jeglicher Therapie einer Hypercholesterinämie ist die Diät. Durch Gewichtsnormalisierung, Fettreduktion, Bevorzugung ungesättigter pflanzlicher Fette, Senkung der täglichen Cholesterinzufuhr sowie ausreichende Ballaststoffaufnahme läßt sich bei den meisten Patienten der Cholesterinspiegel hinreichend senken. Nur dann, wenn trotz Diät die Hypercholesterinämie bestehen bleibt, greift man auf Lipidsenker zurück:

- Cholesterinsynthesehemmer, z.B. Lovastatin (Mevinacor®), Simvastatin (Zocor®) und Pravastatin (Pravasin®)

- Ionenaustauscherharze wie Colestyramin (z.B. Quantalan®)
- Sitosterin (z.B. Sito-Lande®), hemmt kompetitiv die Cholesterinsynthese.

Bem.: Cholesterin ist lediglich in tierischen Fetten, z.B. Butter und Eigelb, enthalten.

? *Frage:* Bei welchem Hyperlipidämie-Typ entsprechend der Einteilung nach Fredrickson wird Colestyramin bevorzugt eingesetzt?

✔ *Antwort:* Colestyramin ist Mittel der Wahl bei der Hyperlipidämie Typ IIa. Bei dieser Hypercholesterinämie ist nur das LDL erhöht.

? *Frage:* Wie senkt Colestyramin den Cholesterinspiegel?

✔ *Antwort:* Colestyramin ist ein basisches Anionenaustauscherharz. Nach oraler Aufnahme bindet der selbst nicht resorbierbare Ionenaustauscher die Gallensäuren im Darm und entzieht sie damit dem enterohepatischen Kreislauf. Der Gallensäureverlust über den Stuhl führt zur vermehrten Neusynthese. Da Gallensäuren aus Cholesterin synthetisiert werden, wird vermehrt Cholesterin verbraucht und der Serumcholesterinspiegel sinkt in der Folge ab.

? *Frage:* Welche Nebenwirkungen können durch Colestyramin verursacht werden?

✔ *Antwort:* Colestyramin kann zu Obstipation führen. Da außer Gallensäuren auch Fettsäuren von Colestyramin gebunden werden, kann es zu einer Resorptionsstörung fettlöslicher Vitamine sowie zu Steatorrhoe kommen.

? *Frage:* Welcher Wirkungsmechanismus liegt den Cholesterinsynthesehemmern zugrunde?

✔ *Antwort:* Cholesterinsynthesehemmer hemmen die *HMG-CoA* (Hydroxymethyl-glutaryl-Coenzym-A)-*Reduktase,* das Schlüsselenzym der Cholesterinbiosynthese. Der Cholesterinspiegel sinkt, wodurch sich reaktiv die Zahl der LDL-Rezeptoren vermehrt, um mehr Cholesterin aufnehmen zu können. Somit sinkt die Konzentration an LDL sowie der Serumcholesterinspiegel.

Cholesterinsynthesehemmer senken den Serumcholesterinspiegel am effektivsten (bis zu 40 %).

? *Frage:* Welche Untersuchungen würden Sie bei Verordnung von Lovastatin (z.B. Mevinacor®) vornehmen, um eventuelle Nebenwirkungen frühzeitig zu erkennen?

✔ *Antwort:* Neben gastrointestinalen Störungen, Kopfschmerzen und Schlafstörungen kann Lovastatin zu einem *Transaminasenanstieg* führen, der labormedizinisch überprüft werden kann. Außerdem können *Myalgien, Myopathien und Rhabdomyolysen* auftreten, die sich in einem CK-Anstieg manifestieren. Selten kann es zur *Kataraktbildung* kommen, die durch regelmäßige augenärztliche Kontrollen überwacht werden sollte.

? *Frage:* Welche Medikamente werden zur Therapie von Hypertriglyceridämien eingesetzt?

Antwort: Neben der grundlegenden Diät können zur Senkung des Triglyceridspiegels folgende Medikamente eingesetzt werden:

- Clofibratderivate wie Bezafibrat (z.B. Cedur®)
- Nicotinsäure (z.B. Niconacid®) oder deren Derivate

  Beide Substanzgruppen senken sowohl den Triglycerid- als auch den Cholesterinspiegel. Die Senkung des Triglyceridspiegels tritt jedoch früher ein und ist ausgeprägter.

? *Frage:* Weshalb wird Clofibrat heute kaum noch eingesetzt?

✔ *Antwort:* Mit Clofibrat behandelte Patienten zeigten in Langzeitstudien eine erhöhte Mortalität im Vergleich zur Kontrollgruppe. Außerdem traten in der Behandlungsgruppe gehäuft Gallensteine auf. In Tierversuchen wurden ferner vermehrt Lebertumoren beobachtet.

Es werden daher bevorzugt Derivate des Clofibrat verwendet, bei denen diese Nebenwirkungen weit seltener auftreten oder ganz fehlen.

7. Erkrankungen der Atemwege

7.1 Asthma bronchiale

? *Frage:* Wie würden Sie einen Asthmatiker im anfallsfreien Intervall einstellen?

✔ *Antwort:* Die Dauerbehandlung des Asthma bronchiale erfolgt nach einem 4 Stufen Schema:

1. Stufe
Der Patient erhält inhalative Glukokortikoide, z.B. Beclometason (Sanasthmyl®), Budesonid (Pulmicort®) oder Flunisolid (Inhacort®). Inhalative Glukokortikoide entfalten ihre volle Wirkung jedoch erst nach ca. einer Woche. Bei starker Obstruktion lohnt es sich, mit β_2-Sympathomimetika vorzuinhalieren.

2. Stufe
Zusätzlich werden nun auch β_2-Sympathomimetika, vorzugsweise als Dosieraerosol, verwendet, z.B. Salbutamol (Sultanol®), Terbutalin (Bricanyl®) oder Fenoterol (Berotec®). Bei älteren Patienten, die Schwierigkeiten mit der Handhabung eines Dosieraerosols haben, gibt es auch die Möglichkeit der oralen Applikation, z.B. als Clenbuterol (Spiropent®).

3. Stufe
Zusätzlich zu den in Stufe 1 und 2 verwendeten Substanzen treten nun Theophyllin-Retardpräparate. Alternativ kann man inhalative Parasympatholytika, z.B. Ipratropiumbromid (Atrovent®) verwenden.

4. Stufe
Zusätzlich orale Glukokortikoide.

? *Frage:* Durch welche pharmakodynamischen Eigenschaften sind β_2-Sympathomimetika beim Asthma bronchiale wirksam?

✔ *Antwort:* Aufgrund ihrer größeren Affinität zu β_2-Rezeptoren und den daraus folgenden geringeren kardialen Nebenwirkungen haben β_2-Sympathomimetika Substanzen wie Orciprenalin weitgehend verdrängt. Über eine Erregung der β_2-Rezeptoren erhöhen sie die intrazelluläre cAMP-Konzentration, wodurch die zytosolische Kalzium-Konzentration abnimmt.

Dadurch bewirken sie eine

- Erschlaffung der Bronchialmuskulatur
- Anregung der Flimmerbewegung der Zilien und dadurch Steigerung der mukoziliären Clearance
- Hemmung der Mediatorfreisetzung, die v.a. für die prophylaktische Wirkung verantwortlich ist.

? *Frage:* Sie behandeln einen Asthmatiker mit β_2-Sympathomimetika. Welche Nebenwirkungen erwarten Sie?

✔ *Antwort:*
- Milde Tachykardie
- Steigerung des Herzzeitvolumens
- Feinschlägiger Tremor über β_2-Rezeptoren in der Skelettmuskulatur.

Nach einer Behandlungsdauer von 2-4 Wochen nehmen diese Nebenwirkungen jedoch meist durch Toleranzentwicklung ab.

Außerdem können auftreten:

- Hyperglykämie
- Hypokaliämie und
- Hypomagnesiämie.

? *Frage:* Welche Vorteile bietet die Anwendung von β_2-Sympathomimetika und Glukokortikoiden als Dosieraerosol?

✔ *Antwort:* Vorteile der inhalativen Anwendung sind der schnellere Wirkungseintritt als auch die Verringerung der systemischen Nebenwirkungen. Mit Ausnahme von Clenbuterol (z.B. Spiropent®) und Procaterol (z.B. Onsukil®), die aufgrund ihrer hohen Bioverfügbarkeit oral eingesetzt werden können, zeigen Salbutamol (z.B. Sultanol®), Terbutalin (z.B. Bricanyl®) und Fenoterol (z.B. Berotec®) bei oraler Applikation wegen ihres hohen „first pass effects" nur eine geringe Bioverfügbarkeit.

Glukokortikoide sind bei inhalativer Applikation besonders geeignet, da systemische Nebenwirkungen in normaler Dosierung weitgehend fehlen. Erst in Dosen über 1,5 mg/die muß bei Beclometason mit einer Suppression der endogenen Cortisolkonzentration gerechnet werden.

Bem.: Bei der inhalativen Anwendung von Glukokortikoiden ist die Gefahr einer Candidiasis (Soor) im Bereich der Mundhöhle groß. Deshalb sollte der Patient vor den Mahlzeiten inhalieren oder anschließend den Mund spülen.

? *Frage:* Eine 25jährige Asthmatikerin, in der 9. Woche schwanger, möchte wissen, ob sie ihre inhalativen β_2-Sympathomimetika während der Schwangerschaft weiterhin nehmen darf. Was raten Sie der Patientin?

✔ *Antwort:* Die Patientin kann ihre Asthmatherapie wie gewohnt fortsetzen, da β_2-Sympathomimetika in der Schwangerschaft bei Asthma bronchiale Mittel der Wahl sind. In der Perinatalperiode ist allerdings ihr tokolytischer Effekt zu beachten, doch sind sie auch in dieser Phase nicht kontraindiziert.

Theophylline sind in der Schwangerschaft als Mittel der 2. Wahl anzusehen. Sie sind wegen der tokolytischen Wirkung der β_2-Sympathomimetika in der Perinatalperiode aber Mittel der 1. Wahl.

Glukokortikoide sollten in der Schwangerschaft erst angewendet werden, wenn β_2-Sympathomimetika, Theophylline und Cromoglicinsäure versagen.

Bem.: Asthma bronchiale tritt bei ca. 1 % der Schwangeren auf.
In der Stillzeit sind β_2-Sympathomimetika, Theophylline, Cromoglicinsäure und Glukokortikoide (niedrig dosiert bzw. inhalativ) als unproblematisch anzusehen.
β_2-Sympathomimetika können zur Hyperglykämie führen. Cave bei Diabetikerinnen!

? *Frage:* Wie sehen die Wirkungen von Theophyllin am Bronchialsystem aus?

✔ *Antwort:* Theophyllin und seine wasserlöslichen Salze, z.B. Theophyllin-Ethylendiamin,

- Wirken als starke Bronchodilatatoren
- Stimulieren das Atemzentrum
- Unterdrücken die Mediatorfreisetzung
- Hemmen die allergische Spätreaktion.

Im Bereich der therapeutischen Serumkonzentration, also zwischen 8-20 μg/ml, zeigen Methylxanthine eine adenosinantagonistische Wirkung. Erst in höherer Konzentration tritt die Phosphodiesterasehemmung in Erscheinung.

Theophyllin eignet sich sowohl zur Dauertherapie als auch zur Anwendung im akuten Anfall.

Bem.: Da Theophyllin nur eine geringe therapeutische Breite besitzt, ist zur sicheren individuellen Dosierung eine Überwachung der Serumkonzentration notwendig.

? Frage: Ist es sinnvoll, einem Asthmatiker mit bestehender Refluxösophagitis Theophyllin zu verabreichen?

✔ Antwort: Nein, da Theophyllin über eine Relaxation der Sphinkteren eine Verstärkung der Refluxösophagitis hervorruft. Im Bereich des Magen-Darm-Traktes kann es außerdem zu einer Magensaftstimulation sowie zu Übelkeit und Erbrechen kommen.

? Frage: Welche Nebenwirkungen verursacht Theophyllin?

✔ Antwort: Zu den Nebenwirkungen von Theophyllin gehören:
- ZNS-stimulierende Wirkung mit Unruhe, Schlaflosigkeit, Übelkeit, Kopfschmerzen und Tremor
- Am Herzen tritt eine positiv inotrope, dromotrope und chronotrope Wirkung mit Tachykardie und Tachyarrhythmie ein
- Die Nierengefäße dilatieren und die Diurese nimmt zu. Koronar-, Pulmonal-, und periphere Gefäße dilatieren ebenfalls, die Hirngefäße hingegen werden kontrahiert.
Bei zu schneller i.v.-Injektion kann es zu plötzlicher Hypotonie kommen, wobei schon Todesfälle aufgetreten sind
- Am Magen-Darm-Trakt treten Übelkeit, Erbrechen, Stimulation der Magensaftsekretion und Relaxation der Sphinkteren mit Refluxösophagitis auf.

Bem.: Die Nebenwirkungen von Theophyllin ähneln denen von starkem Kaffee.

? Frage: Wie wird Theophyllin aus dem Körper eliminiert und welche Folgen ergeben sich daraus?

✔ Antwort: Oral appliziert wird Theophyllin gut resorbiert und größtenteils in der Leber metabolisiert. Nur ca. 10 % werden unverändert renal eliminiert und als Monomethylxanthin oder als Methylharnsäure ausgeschieden. Aufgrund der hepatischen Elimination kann die Biotransformation des Theophyllins durch verschiedene Faktoren beeinflußt werden:

Zu einer *gesteigerten Biotransformation* und damit einem schnelleren Abbau führen *Enzyminduktoren* wie z.B. Rifampicin, Barbiturate und Phenytoin. Auch bei *Rauchern* und *Kindern* ist die Biotransformation gesteigert.

Zu einer *herabgesetzten Biotransformation* kommt es durch *Enzyminhibitoren* wie z.B. Cimetidin, Erythromycin, Allopurinol und Ciprofloxacin. Bei *Leberzirrhose, Herzinsuffizienz* sowie bei *älteren Menschen* ist die Biotransformation ebenfalls herabgesetzt.

Bem.: Da die Demethylierung des Theophyllins unvollständig erfolgt, steigt die Harnsäurekonzentration nicht an, womit eine Hyperurikämie keine Kontraindikation darstellt.

? Frage: Was bewirken Glukokortikoide beim Asthma bronchiale?

✔ Antwort: Glukokortikoide hemmen die Phospholipase A_2, wodurch die Prostaglandin und Leukotrienbildung sowie die Entstehung von PAF (Plättchen aktivierender Faktor) unterbunden wird.

Glukokortikoide
- Wirken antiproliferativ und antiphlogistisch
- Verringern die Schleimhautschwellung
- Setzen die Schleimbildung herab
- Verbessern die mukoziliäre Clearance
- Stellen die Empfindlichkeit β-adrenerger Rezeptoren für β_2-Sympathomimetika wieder her
- Hemmen die allergische Spätreaktion. Erst nach langfristiger Anwendung ist auch mit einer Hemmung der Sofortreaktion zu rechnen.

Bronchospasmolytisch wirken die Glukokortikoide erst in hohen bis höchsten Dosen, so daß im akuten Anfall ihre Applikation i.v. erfolgen muß. Die topische Anwendung eignet sich einzig und allein zur Prophylaxe!

Bem.: Selbst bei parenteraler Gabe von Glukokortikoiden tritt die Wirkung erst nach mehrstündiger Latenz ein !
PAF ist ein Mediator, der mittels der Phospholipase A_2 aus Phospholipiden der Zellmembran entsteht. Er wird in Thrombozyten, Mastzellen, Neutrophilen und in Endothelzellen synthetisiert. Der Mediator wirkt auf die glatte Gefäßmuskulatur kontrahierend, wobei er den Atemwegswiderstand, daneben auch die Ansprechbarkeit auf andere Bronchokonstriktoren erhöht. Eine durch PAF ausgelöste Hyperreaktivität kann mehrere Wochen andauern. Die Entstehung von PAF kann durch Hemmung der Phospholipase A_2 (Glukokortikoide) gehemmt werden. Ferner hat man festgestellt, daß auch Cromoglicinsäure PAF-induzierte Reaktionen unterdrückt.

? **Frage:** Mit welchen Nebenwirkungen ist bei systemischer Anwendung von Glukokortikoiden zu rechnen?

✔ ***Antwort:***
- Proteinkatabole Wirkung
  - Erhöhte Infektanfälligkeit durch Immunsuppression
  - Verzögerte Wundheilung
  - Wachstumshemmung bei Kindern
  - Myopathie
- Vitamin-D-antagonistische Wirkung: Hemmung der enteralen Kalzium-Resorption, Steigerung der renalen Kalzium-Ausscheidung. Folge ist eine Hypokalzämie.
- Osteoporose
- Elektrolytstörungen: Hypokaliämie und Hypernatriämie, die zu Hypertonie, Ödemen und Gewichtszunahme führen
- Blutbildveränderungen: Leukozytose durch Anstieg der Neutrophilen und Thrombozytose, aber Lymphozytopenie und Eosinopenie
- Erhöhung des Blutzuckerspiegels (Steroiddiabetes)
- Aktivierung von Magen- und Duodenalulzera
- Steroidakne
- Ekchymosen und Purpura
- Glaukom, das bei langfristiger hochdosierter lokaler Therapie in bis zu 30 % der Fälle auftreten kann
- Katarakt, die circa nach einjähriger hochdosierter Therapie typischerweise als subkapsuläre hintere Rindentrübung sichtbar wird
- Euphorisierende, zum Teil jedoch auch depressive Wirkung.

? **Frage:** Können Sie eine langdauernde Glukokortikoidtherapie einfach absetzen?

✔ **Antwort:** Da durch eine längerfristige hochdosierte Gabe von Glukokortikoiden die Achse Hypothalamus-Hypophysenvorderlappen supprimiert wird, kann es bei zu schnellem Absetzen zur Nebennierenrindeninsuffizienz kommen. Auch ein Kortikoid-Entzugs-Syndrom mit Fieber, Arthralgien, Myalgien und allgemeinem Krankeitsgefühl kann entstehen. Daher muß man die Dosierung langsam ausschleichen. Weiterhin muß bei der Applikation die Einhaltung der zirkadianen Rhythmik, am besten durch einmalige tägliche Gabe um 8 h morgens, beachtet werden.

? *Frage:* Ein 12jähriges Mädchen mit allergischem Asthma bronchiale auf verschiedene Pollenallergene sucht Sie im erscheinungsfreien Intervall auf. Welche Therapiemaßnahmen empfehlen Sie?

✔ *Antwort*
- Allergenkarenz, soweit dies bei einer Pollenallergie möglich ist
- Hyposensibilisierung
- Medikamentöse Behandlung: Cromoglicinsäure (z.B. Intal®) stabilisiert bei längerer Anwendung die Mastzellmembran. Wenn man Cromoglicinsäure prophylaktisch anwendet, verhindert sie sowohl die Sofortreaktion als auch die Spätreaktion. Durch Cromoglicinsäure können hauptsächlich leichtere allergische Asthmaformen ohne weitere Medikation behandelt werden. Cromoglicinsäure wird als Dosieraerosol angewendet, da sie kaum resorbiert wird.
Nedocromil (z.B. Tilade®) wirkt analog der Cromoglicinsäure, wobei sich der schlechte Geschmack als nachteilig erweist.
Ketotifen (z.B. Zaditen®), das auch H_1-blockierende Wirkungen aufweist, ist oral applizierbar, jedoch ist die Wirksamkeit geringer ausgeprägt als bei der Cromoglicinsäure.

? *Frage:* Welche Nebenwirkungen der Cromoglicinsäure kennen Sie?

✔ *Antwort:* Bei der Inhalation von Cromoglicinsäure können Schleimhautreizungen bis hin zum Bronchospasmus auftreten.

Für diesen Fall empfiehlt sich die vorhergehende oder gleichzeitige Anwendung eines β_2-Sympathomimetikums.

? *Frage:* Welche in der Therapie des Asthma bronchiale eingesetzten Medikamente wirken sowohl auf die Sofort- als auch auf die Spätreaktion?

✔ *Antwort:* Das exogene Asthma bronchiale weist eine IgE-vermittelte Sofortreaktion und eine nach einer Latenz von ca. 6 h auftretende IgG-vermittelte Spätreaktion auf. Cromoglicinsäure und Glukokortikoide hemmen beide Reaktionen. Glukokortikoide beeinflussen die Sofortreaktion allerdings erst nach tage- bis wochenlanger Therapie.

Bem.: β_2-Sympathomimetika hemmen nur die Sofortreaktion, Theophyllin dagegen nur die Spätreaktion.

7.2 Status asthmaticus

? *Frage:* Ein 15jähriger Patient, bei dem seit 3 Jahren ein Asthma bronchiale bekannt ist, wird nach einer Sportstunde mit schwerer Atemnot in die Klinik eingeliefert. Der Anfall dauert nun schon ca. 2 Stunden an und sein Zustand verschlechtert sich zusehends. Die BGA ergibt: p_aCO_2 50 mmHg; p_aO_2 50 mmHg. Wie gehen Sie vor?

✔ *Antwort:* Es liegt hier ein Status asthmaticus vor. Ich würde folgendermaßen vorgehen:
- β_2-Sympathomimetika als Aerosol z.B. Salbutamol (Sultanol®)

- 5 mg/kg Theophyllin als Kurzinfusion über 30 min zur Aufsättigung, dann ca. 1 mg/kg/h über 12 h, danach Dosisreduktion. Erforderlich ist eine Theophyllinspiegel-Kontrolle nach 24 h !
- Glukokortikoide i.v., z.B. 250 mg Prednisolon
- O_2-Zufuhr (2-4 l/min), wobei der Patient überwacht werden muß, da bei starker Hyperkapnie der niedrige p_aO_2 der einzige verbleibende Atemanreiz sein kann!
- Flüssigkeit oral oder i.v. zur Schleimverflüssigung
- Nur ausnahmsweise vorsichtige Sedierung.
  Im hier beschrieben Fall, also bei Hyperkapnie, sind Tranquilizer wegen ihrer Atemdepression zu vermeiden! Zur Sedierung also eher sedierende Neuroleptika, z.B. Levomepromazin (Neurocil®) einsetzen
- Bei Zunahme der respiratorischen Globalinsuffizienz: Bronchiallavage und assistierende Überdruckbeatmung.

7.3 Bronchitisches Syndrom

? *Frage:* Wann sind Antitussiva überhaupt indiziert?

✔ *Antwort:* Antitussiva sind nur bei unproduktivem, trockenem und quälendem Reizhusten indiziert. Man sollte Antitussiva niemals mit Expektorantien kombinieren, da man sonst durch Beseitigung des Hustenreflexes erst recht eine Sekretstauung erzielt.

In der Praxis sieht es so aus, daß man tagsüber Sekretolytika, nachts zum Schlafen evtl. Antitussiva verabreicht.

? *Frage:* Welche Antitussiva weisen ein Suchtpotential auf?

✔ *Antwort:* Die meisten antitussiven Substanzen stammen aus der Gruppe der Opioide:
- Codein (z.B. Codipront®) als Standardantitussivum weist eine gute antitussive Wirkung auf, während seine analgetische Komponente gering ist. Eine Abnahme der Atemfrequenz ist ab 30 mg zu verzeichnen. Codeinpräparate wirken in normaler Dosierung nicht euphorisierend, wobei man beachten muß, daß Codein im Körper zu einem Teil zu Morphin metabolisiert wird. Da man dazu allerdings hohe Dosen benötigt, ist eine Codeinsucht selten anzutreffen
- Dihydrocodein (z.B. Paracodin®) ist stärker antitussiv wirksam; dafür nimmt auch die opioide Wirkung zu
- Hydrocodon (z.B. Dicodid®) ist wegen seines hohen Suchtpotentials BtMVV-pflichtig und sollte nur in schweren Fällen, z.B. bei Bronchial-Karzinom, verabreicht werden

Bem.: Codein ist in einer Dosierung von 20-100 mg antitussiv wirksam.

? *Frage:* Wie lassen sich die wesentlichen Expektorantien einteilen und welche Wirkungsmechanismen weisen sie auf?

✔ *Antwort:* Expektorantien lassen sich in 3 Gruppen aufteilen:
- **Mukolytika**
  Acetylcystein (z.B. Fluimucil®) senkt die Viskosität des Bronchialschleimes, indem es die Disulfidbrücken der Mukopolysaccharide spaltet. Wegen seiner SH-Gruppen weist Acetylcystein einen unangenehmen Geschmack auf und kann zu einer Reizung des Gastrointestinaltraktes führen. Bei langfristiger Anwendung kann es außerdem zum Abbau von Immunglobulinen kommen. Acetylcystein kann gleichzeitig verabreichte Penicilline oder Cephalosporine inaktivieren

- **Sekretolytika**
Bromhexin (z.B. Bisolvon®) und sein aktiver Metabolit Ambroxol (z.B. Mucosolvan®) depolymerisieren Mucopolysaccharide. Ambroxol fördert außerdem die Bildung von Surfactant und wird zur pränatalen Lungenreifung eingesetzt. Carbocistein (z.B. Transbronchin®) greift in die Schleimsynthese ein und stimuliert die Bildung von niedermukösem Schleim.

- **Sekretomotorika**
β_2-Sympathomimetika und Theophyllin erhöhen die Schlagfrequenz der Zilien und fördern so die mukoziliäre Clearance.

7.4 Rhinitis

? *Frage:* Was verstehen Sie unter Privinismus ?

✔ *Antwort:* α-Sympathomimetika wie z.B. Naphazolin (*Privin*®), Tetryzolin (Rhinopront®) und Xylometazolin (Otriven®) darf man nicht länger als 2-3 Wochen anwenden. Läßt nämlich die vasokonstriktorische Wirkung nach, kommt es zu einer verstärkten reaktiven Schwellung der Nasenschleimhaut, die den Patienten erneut zum Medikament greifen läßt. Es entsteht ein Teufelskreis. Diese Form der medikamentös induzierten Rhinitis nennt man Privinismus.

Bem.: *Säuglingen und Kleinkindern darf man* α*-Sympathomimetika nur als verdünnte Tropfen verabreichen.* **Cave!** *Atemdepression, Koma.*

7.5 Pneumonien

? *Frage:* Eine 70jährige Patientin, die vor ca. 2 Wochen einen Papagei geschenkt bekam, wird mit hohem Fieber, Schüttelfrost, Kopfschmerzen, unproduktivem Husten und relativer Bradykardie in die Klinik eingeliefert. Welches Antibiotikum würden Sie empfehlen?

✔ *Antwort:* Der Anamnese nach handelt es sich offenbar um eine Ornithose (Psittakose), hervorgerufen duch Chlamydia psittaci, eine eher seltene Ursache atypischer Pneumonien.

Therapie der Wahl sind Tetrazykline, als Alternative Erythromycin.

8. Therapie von Anämien

8.1 Eisenmangelanämien

? *Frage:* Sie betreuen einen Patienten mit Eisenmangelanämie. Wie wollen Sie behandeln?

✔ *Antwort:* Bei der Eisenmangelanämie ist der Serumeisenspiegel erniedrigt. Ursache ist meist ein erhöhter Eisenverlust durch Blutungen. Zur Therapie führt man eine perorale Eisensubstitution mit 2-wertigen Eisenpräparaten durch, da Fe^{2+} besser resorbiert wird als Fe^{3+}-haltige Präparate. Die Therapie sollte mindestens über 3 Monate durchgeführt werden, um auch die Eisenspeicher wiederaufzufüllen.

? *Frage:* Wann führen Sie eine parenterale Eisentherapie durch?

✔ *Antwort:* Sofern möglich, sollte immer die perorale Eisentherapie vorgezogen werden. Parenteral wird Eisen nur dann verabreicht, wenn schwere Eisenresorptionsstörungen vorliegen, z.B. nach dem Verlust größerer Dünndarmabschnitte, wenn die orale Eisentherapie nicht vertragen wird oder Magen-Darm-Ulcera oder eine Colitis ulcerosa sich verschlechtern könnten.

? *Frage:*Wann kann es bei oraler Eisentherapie zu einer verminderten Resorption kommen?

✔ *Antwort:* Eisen reagiert leicht mit anderen Substanzen zu unlöslichen Komplexen. Um unerwünschte Wechselwirkungen zu vermeiden, sollte Eisen nicht mit Antacida, Tetrazyklinen oder Cholestyramin verabreicht werden.

Eisen wird zwar nüchtern besser resorbiert, führt dann aber zu stärkeren Nebenwirkungen wie Übelkeit, Erbrechen, Krämpfe, Durchfälle und gelegentlich auch Obstipation. Aus diesem Grund sollten Eisenpräparate stets während oder nach den Mahlzeiten eingenommen werden. Damit erreicht man eine bessere Verträglichkeit bei allerdings unsicherer Resorption.

Eine weitere Ursache einer schlechten Eisenresorption ist bei Hypazidität bzw. Achylie gegeben. Ist der pH-Wert des Magens zu hoch, wird Fe^{2+} leicht zum schlecht resorbierbaren Fe^{3+} oxidiert. Aus diesem Grund ist in vielen Eisenpräparaten Ascorbinsäure enthalten, die als Reduktionsmittel die Oxidation zu Fe^{3+} im Darm verhindern soll.

? *Frage:* Welche Probleme können bei parenteraler Eisengabe auftreten?

✔ *Antwort:* Zur parenteralen Eisentherapie werden 3-wertige Eisenverbindungen eingesetzt, die zu folgenden Nebenwirkungen führen können:
- Gefäßwandschaden
- Muskel/Gelenkschmerzen
- Kopfschmerzen
- Übelkeit und Erbrechen
- Hämolyse

- Allergische Reaktionen wie Bronchospasmus, Exantheme, anaphylaktischer Schock
- Krämpfe.

Lokal können Schmerzen am Injektionsort, Lymphknotenschwellungen sowie lange bestehende Hautverfärbungen auftreten. Wird Eisen chronisch überdosiert, wie z.B. bei einer parenteralen Therapie ohne entsprechende Indikation, kann es zur Hämosiderose kommen.

Bem.: *Wird die Eisenbindungskapazität überschritten, besteht die Gefahr einer schweren Hypotonie, die zum tödlichen Kreislaufschock führen kann.*

? **Frage:** Wie behandeln Sie eine Infektanämie?

✔ **Antwort:** Auch bei einer Infektanämie besteht ein funktioneller Eisenmangel, da die Abgabe von Eisen aus den Eisenspeichern im RES gestört ist.

Eine Substitution mit Eisen bringt jedoch keinen nennenswerten Erfolg, da das zugeführte Eisen ebenfalls gespeichert wird. Die einzig sinnvolle Therapie einer Infektanämie besteht in der Beseitigung der zugrundeliegenden Infektion.

9. Antiallergische Therapie

9.1 Therapie systemischer Reaktionen

? *Frage:* Bei einer 26jährigen Patientin entwickelt sich nach einem Bienenstich in die Hand eine anaphylaktische Reaktion. Als die Patientin in Ihrer Sprechstunde eintrifft, klagt sie über Hitzegefühl, generalisierten Juckreiz und Übelkeit, daneben besteht eine deutliche Urtikaria im Oberkörperbereich, Puls und Blutdruck sind unauffällig. Wie behandeln Sie?

✔ *Antwort:* Da bei anaphylaktischen Reaktionen grundsätzlich die Gefahr einer Kreislaufdekompensation bis zum Schock besteht, muß zuerst ein möglichst großlumiger venöser Zugang gelegt und eine Infusion wie z.B. Ringerlösung angehängt werden.

Zur medikamentösen Therapie stehen Glukokortikoide, Antihistaminika und gegebenenfalls Adrenalin zur Verfügung.

Bei dem geschilderten Fall handelt es sich um eine mäßig ausgeprägte allergische Reaktion, so daß die Gabe eines H_1-Antihistaminikums wie beispielsweise Clemastin (Tavegil®) in einer Dosierung von 2 mg i.v. in Kombination mit Prednisolon (z.B. Solu-Decortin®), je nach Schweregrad von 100-1000 mg i.v., angezeigt ist.

? *Frage:* Noch während Sie bei der Patientin auf ein Ansprechen Ihrer Therapie warten, verschlechtert sich der Zustand und es kommt zunehmend zu Atemnot, starkem Blutdruckabfall und Tachykardie. Was tun Sie jetzt?

✔ *Antwort:* Bei jeder schweren anaphylaktischen Reaktion, insbesondere mit starker Atemwegsobstruktion oder Kreislaufbeteiligung bis hin zum Schock, ist Adrenalin das Mittel der Wahl.

Adrenalin (z.B. Suprarenin®) wird normalerweise 1:10 verdünnt angewendet also 1 mg Adrenalin auf 10 ml Lösung, davon werden 1-2 ml, also 0,1-0,2 mg Adrenalin i.v. verabreicht und die Gabe bei Bedarf wiederholt.

Bei ausgeprägtem Bronchospasmus ist zusätzlich Theophyllin (z.B. Euphyllin®) indiziert, üblich sind 480 mg i.v. als Kurzinfusion über etwa 10 Minuten.

Bem.: *Bei beginnender Atemnot oder mäßiger Kreislaufbeteiligung kann Adrenalin zuerst auch als Inhalationsspray angewendet werden. Erst bei Nichtansprechen ist dann die i.v.-Gabe nötig.*

9.2 Glukokortikoide

? *Frage:* Mit welchen Nebenwirkungen müssen Sie rechnen, wenn Sie Glukokortikoide kurzzeitig hochdosiert verwenden?

✔ *Antwort:* Bei einmaliger, auch hochdosierter Anwendung (1-2 g) von Glukokortikoiden ist in der Regel mit keinen Nebenwirkungen zu rechnen. Ein Ausschleichen des Medikaments ist ebenfalls nicht nötig, da durch die Einmalgabe der Regelkreis nicht nachhaltig gestört wird.

Auch eine Kurzzeittherapie über einige Tage löst im allgemeinen keine schweren Nebenwirkungen aus und die Dosis kann rasch reduziert werden.

9.3 Antihistaminika

? *Frage:* Bei welchen Erkrankungen würden Sie H_1-Antihistaminika einsetzen?

✔ *Antwort:* H_1-Antihistaminika verdrängen Histamin kompetitiv vom H_1-Rezeptor und unterdrücken damit Histamin-Wirkungen wie Vasokonstriktion großer Gefäße, Kapillarerweiterung mit Erhöhung der Kapillarpermeabilität und Kontraktion der glatten Muskulatur von Bronchien, Darm und Uterus.

Antihistaminika sind daher indiziert bei allen Prozessen mit Histaminbeteiligung wie Heuschnupfen, Urtikaria, Quincke-Ödem, Serumkrankheit, Pruritus sowie allen anaphylaktischen Reaktionen.

? *Frage:* Auf welche Nebenwirkungen müssen Sie bei Antihistaminika besonders achten?

✔ *Antwort:* H_1-Antihistaminika sind in der Regel gut verträglich, selten kommt es aufgrund ihrer teilweise anticholinergen Wirkung zu Magen-Darm-Störungen und Mundtrockenheit.

Ein großes Problem vor allem der älteren Präparate ist die zentral dämpfende Wirkung mit Müdigkeit, eingeschränktem Reaktionsvermögen und Abnahme der allgemeinen Aktivität.

In Zusammenhang mit Alkohol wird die zentral dämpfende Wirkung verstärkt!

Bem.: Aus den Antihistaminika wurden Psychopharmaka wie beispielsweise die trizyklischen Neuroleptika entwickelt, Ausgangssubstanz war das Promethazin (Atosil®). Auch Antiemetika wie Meclozin leiten sich von den Antihistaminika ab.

? *Frage:* Welche Antihistaminika würden Sie zur längerfristigen Therapie z.B. bei Heuschnupfen verschreiben?

✔ *Antwort:* Heute sollte man zur antiallergischen Therapie in erster Linie neuere Antihistaminika mit nur geringer oder fehlender Sedierung verwenden.

Geeignet sind vor allem Astemizol (z.B. Hismanal®), Terfenadin (z.B. Teldane®) und Loratadin (z.B. Lisino®).

Bem.: Bei akzidenteller Überdosierung von Astemizol bei einem 3-jährigen Kind wurden kürzlich Herzrhythmusstörungen mit dissoziierter AV-Überleitung beschrieben.

? *Frage:* Antihistaminika werden auch häufig lokal zur Juckreizlinderung, z.B. nach Insektenstichen, eingesetzt. Was ist dabei zu bedenken?

✔ *Antwort:* Bei längerfristiger Anwendung antihistaminikahaltiger Salben kann es zur Sensibilisierung gegen den Wirkstoff mit nachfolgender Allergieentwicklung und Ekzembildung kommen.

Bem.: Auch gegen Glukokortikoide kann sich durch Sensibilisierung eine Allergie entwickeln!

10. Pharmakotherapie rheumatischer Erkrankungen und der Gicht

10.1 Therapieprinzipien bei rheumatischem Fieber

? *Frage:* In Ihre Praxis bringt eine Mutter ihre 9jährige Tochter, die über Gelenkschmerzen klagt. Zunächst war das rechte Sprunggelenk betroffen, nun ist das Kniegelenk heiß, geschwollen und druckschmerzhaft. Bei der Auskultation stellen Sie einen Galopprhythmus sowie eine Arrhythmie fest. Auf ihre Nachfrage hin bestätigt die Mutter, daß ihre Tochter vor ca. 14 Tagen einen Racheninfekt hatte. Wie therapieren Sie?

✔ *Antwort:* Bei der geschilderten Symptomatik handelt es sich am ehesten um ein akutes rheumatisches Fieber.

Die Therapie der akuten Phase besteht aus:

• *Penicillin G* 3-4 x 1 Million E täglich i.v. als Kurzinfusion.
Nach 1-2 Wochen kann auf Oralpenicillin wie Phenoxymethylpenicillin oder Propicillin 3 x 1,2 Millionen E täglich umgestellt werden.
Bei Penicillin-Allergie: Cephalosporine (*Cave!* Kreuzallergie in bis zu 10%), Erythromycin

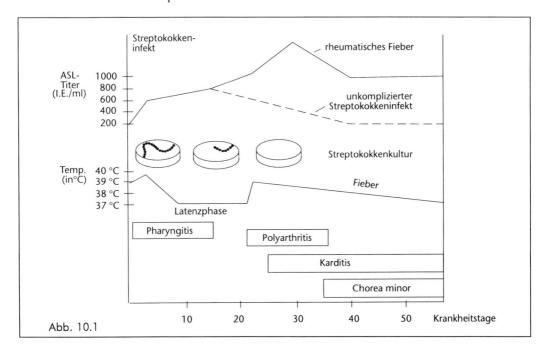

Abb. 10.1

- *Acetylsalicylsäure* 3 x 2 g peroral
- *Glukokortikoide*, z.B. 50-100 mg Prednisolon peroral täglich, bei Kindern 2 mg/kgKG.

Bem.: Patienten ohne Karditis brauchen keine Glukokortikoide.

? *Frage*: Wie soll ihrer Meinung nach bei dieser Patientin die Rezidivprophylaxe aussehen?

✔ *Antwort:* Wegen der Gefahr für das Herz (insbesondere Mitralvitien) ist eine Rezidivprophylaxe unumgänglich.

Es werden entweder 1,2 Millionen E *Benzathin-Penicillin*, eine Depotform mit einer Wirkdauer von etwa 4 Wochen, i.m. alle 3-4 Wochen verabreicht oder 2 x 0,25 Millionen E *Oralpenicillin* täglich gegeben.

Die Rezidivprophylaxe bei Kindern sollte auf jeden Fall über die Pubertät hinaus erfolgen, jedoch für mindestens 5 Jahre. Manche Autoren geben als Anhaltspunkt bis 25 Jahre nach dem letzten Rezidiv an. In Einzelfällen ist eine lebenslange Einnahme von Penicillin notwendig. Bei Penicillinallergie stehen ersatzweise Sulfonamide oder Cephalosporine zur Verfügung.

? *Frage:* Welche Vorkehrungen treffen Sie bei einem Patienten mit rheumatisch vorgeschädigtem Herzklappenapparat, bei dem eine Zahnsanierung vorgenommen werden soll?

✔ *Antwort:* Ein vorbestehendes rheumatisches Herzvitium begünstigt die Entstehung einer bakteriellen Endokarditis.

Zur Endokarditisprophylaxe bei Eingriffen im Mund- und Rachenraum verabreicht man

- Bei *geringem Risiko: Penicillin* 2 Millionen E oral 1 h vor dem Eingriff
  Bei Penicillinallergie: *Clindamycin* 600 mg oral
- Bei *besonders hohem Risiko: Penicillin G* 2 Millionen E i.v. + *Gentamycin* 80 mg i.m. vor dem Eingriff und wiederholt die Gabe nach 6-8 h.
  Bei Penicillinallergie*: Vancomycin* 1 g i.v.

Bem.: Clindamycin: Lincosamid-Antibiotikum, besonders bei Staphylokokken- und Anaerobierinfektionen. Vancomycin: Glykopeptid-Antibiotikum, besonders bei Staphylokokken infektionen.
Zur Endokarditisprophylaxe bei Eingriffen am Intestinal-und Urogenitaltrakt verwendet man Amoxicillin 3 g oral anstatt von Penicillin.

10.2 Therapie mit Nicht-Steroid Antiphlogistika und Glukokortikoiden

? *Frage:* Können Sie Wirkungen- und Nebenwirkungen von Acetylsalicylsäure nach zunehmender Tagesdosis einordnen?

✔ *Antwort:* Um eine analgetische und antipyretische Wirkung zu erzielen, wird *Acetylsalicylsäure (ASS)* in einer Tagesdosis bis zu *2 g* verwendet. Als Nebenwirkungen können Überempfindlichkeitsreaktionen, wie z.B. Bronchospasmus, Magen-Darm-Blutungen und eine Hemmung der Thrombozytenaggregation auftreten. In Tagesdosen bis zu *4 g* wirkt ASS *antiphlogistisch.* Diese Dosierung wird z.B bei chronisch entzündlichen Erkrankungen eingesetzt. An Nebenwirkungen kommen hinzu: Aktivierung von peptischen Ulcera, Nausea, Erbrechen, Anorexie sowie beginnender Salicylismus mit Ohrensausen, Schwerhörigkeit („Salicylattaubheit"), Schwindel und Kopfschmerz. Eine *stark antiphlogistische* Dosis von *4-6 g* pro Tag wird beispielsweise zur Behandlung des rheumatischen Fiebers benötigt. Hierbei nimmt die Synthese Vit. K-abhängiger Gerinnungsfaktoren ab und der Salicylismus ist stark ausgeprägt.

Bem.: *Cave bei Gichtpatienten! In geringer Dosierung hemmt ASS die Harnsäureausscheidung, in hoher Dosierung wirkt es dagegen urikosurisch.*

? **Frage:** Können Sie die Symptome einer Salicylatvergiftung beschreiben?

✔ **Antwort:** Bei einer akuten Salicylatintoxikation hyperventiliert der Patient zunächst, wodurch es zur respiratorischen Alkalose kommt. Später treten Atemnot, Bewußtlosigkeit, Hyperthermie und Exsikkose hinzu. Die respiratorische Alkalose schägt schließlich in eine kombinierte metabolische und respiratorische Azidose um.

Bem.: *Ursache für die kombinierte Azidose sind einerseits die pH-Erniedrigung durch die Salicylsäure, andererseits der pCO_2-Anstieg durch die zentrale Atemdepression.*

? **Frage:** Durch welchen Pathomechanismus kann es nach Applikation von Acetylsalicylsäure zu Magenschleimhautläsionen bis hin zum Ulcus kommen?

✔ **Antwort:** Durch die Hemmung der Prostaglandinsynthese wird die Bildung des Magenschleimhaut protektiven Prostaglandin-E_1 vermindert. Dies führt zur erhöhten Magensaftsekretion und damit zu Schleimhautläsionen. Da durch die Blockade der Thromboxan A_2-Synthese die Thrombozytenaggregation gehemmt ist, kann es schon bei kleinsten Läsionen der Magenschleimhaut zu Blutungen kommen.

Bem.: *Bei Normalgewichtigen hemmt Acetylsalicylsäure ab einer Dosierung von 0,1 g die Thrombozytenaggregation.*

? **Frage:** Ein Patient Ihrer Station, der unter starken Kopfschmerzen leidet, bittet Sie um ein Schmerzmittel. Aus der Anamnese ersehen Sie, daß der Patient ein langjähriger Asthmatiker ist. Welches Analgetikum geben Sie?

✔ **Antwort:** Diesem Patienten wird vorzugsweise Paracetamol gegeben.

Acetylsalicylsäure kann beim Vorliegen eines Asthma bronchiale mit oder ohne allergischer Genese in 2-10 % der Fälle schwere Asthmaanfälle auslösen (*Pseudoallergie*). Durch die Prostaglandinsynthesehemmung über eine irreversible Cyclooxygenasehemmung wird weniger bronchospasmolytisch wirksames PGE_2 gebildet, andererseits führt die Hemmung der Cyclooxygenase zu einer verstärkten Bildung von bronchokonstriktorisch wirksamen Leukotrienen.

Auch andere kompetitive Hemmstoffe der Prostaglandinsynthese wie Indometacin oder Ibuprofen sollten vermieden werden. Zu empfehlen ist deshalb in diesem Fall Paracetamol, bei dem diese Nebenwirkung nicht auftritt.

Bem.: *Pseudoallergie: Klinische Symptomatik einer Allergie, die jedoch nicht immunologisch bedingt ist. Aufgrund der fehlenden Sensibilisierung kann eine Pseudoallergie schon beim Erstkontakt auftreten.*

? Frage: Welchen Wirkungsmechanismus zeigt Paracetamol?

✔ Antwort: Paracetamol wirkt nicht direkt hemmend auf die Prostaglandinsynthese, sondern ist ein wirksamer Radikalfänger. Durch das Abfangen der reaktiven Sauerstoffradikale wird die Aktivierung der Cyclooxygenase verhindert. Dadurch wird die Cyclooxygenase reversibel nicht-kompetitiv gehemmt.

Tierexperimentelle Untersuchungen sprechen für eine im Vergleich zu Acetylsalicylsäure wesentlich stärkere Hemmung der zentralen Enzyme der Prostaglandinsynthese. Paracetamol dringt als nicht-saure Substanz auch leichter ins ZNS ein als Acetylsalicylsäure, die sich bevorzugt im sauren, entzündeten Gewebe anreichert. Acetylsalicylsäure hingegen hemmt die zentrale und die periphere Cyclooxygenase gleichermaßen.

Bem.: *Da sich Paracetamol nicht selektiv im entzündeten Gewebe anreichert, ist es nicht antiphlogistisch wirksam.*

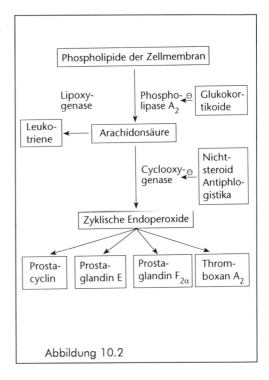

Abbildung 10.2

? Frage: In Ihrer Praxis sucht Sie ein Patient mit entzündlichen Beschwerden im Bereich des Schultergelenkes auf. Wie würden Sie in diesem Fall die Applikation von Phenylbutazon (z.B. Butazolidin®) beurteilen?

✔ Antwort: Nach einer Empfehlung des Bundesgesundheitsamtes (BGA) soll Phenylbutazon nur noch beim akuten Gichtanfall und beim akuten Schub eines M. Bechterew eingesetzt werden. Nebenwirkungen treten bei jedem 3. Patienten auf (häufiger als bei Metamizol!), in 10 % der Fälle muß das Medikament abgesetzt werden.

In diesem Fall ist Phenylbutazon also kontraindiziert.

? Frage: Welche Nebenwirkungen von Phenylbutazon kennen Sie?

✔ *Antwort:* Nebenwirkungen von Phenylbu-
tazon sind:
- Magen-Darm-Blutungen/Ulzerationen
- Asthmaanfälle
- Natrium- und Wasser-Retention, die zu
  Ödemen führt
- Nieren/Leberschäden
- Schilddrüsenschwellungen durch Hem-
  mung der Jodaufnahme
- Allergische Agranulozytose bei ca. jedem
  5000. Patienten.

Eine hohe Plasmaeiweißbindung führt
zur Verdrängung anderer Medikamente
aus der Plasmaeiweißbindung. Dies betrifft v.a. Antikoagulantien und Antidiabetika. Außerdem greift Phenylbutazon
direkt hemmend in die Gerinnungssyn-
these ein.

❓ *Frage:* Was wäre im geschilderten Fall
ein geeignetes Medikament?

✔ *Antwort:* Eine Anwendung von z.B. Diclofenac (Voltaren®) ist in jedem Fall vorzuziehen. Diclofenac ist ein relativ gut
verträgliches Medikament. Die am häufigsten auftretenden Nebenwirkungen
sind gastrointestinaler und zentralnervö-
ser Art.

❓ *Frage:* Beschreiben Sie kurz das Krank-
heitsbild der Polymyalgia rheumatica.
Wie wird sie behandelt?

✔ *Antwort:* Häufig sind die Polymyalgia
rheumatica und die Arteriitis temporalis
Horton miteinander assoziiert. Betroffen
sind Patienten ab etwa 50 Jahren, überwiegend Frauen.

Die Arteriitis befällt mittlere und kleine
Arterien wie die Äste der Carotis, insbesondere die A. temporalis mit der Gefahr
der Erblindung.

Die Polymyalgia rheumatica geht den
Gefäßveränderungen meist voraus. Cha-
rakteristisch sind Schmerzen und Steifig-
keit im Bereich des Schultergürtels.

Verabreicht man den Patienten Glukokortikoide, erlebt man meist innerhalb
von 24 Stunden eine erstaunliche Besserung der Beschwerden.

Initial gibt man 50-100 mg Prednisolon
und reduziert stufenweise auf eine Erhaltungsdosis von 7,5 mg pro Tag.

Wegen der Gefahr der Erblindung ist die
Steroidtherapie über 1-2 Jahre durchzu-
führen.

10.3 Therapieprinzipien bei primär chronischer Polyarthritis (pcP)

❓ *Frage:* Wie behandeln Sie eine 37jährige
Patientin mit pcP während eines akuten
Schubes?

✔ *Antwort:* In leichten Fällen mit geringer
Ausprägung besonders im ersten Jahr
der Erkrankung beschränkt man sich auf
Nicht-steroid Antiphlogistika:
- *Acetylsalicylsäure* (z.B. Aspirin®)
- *Diclofenac* (z.B. Voltaren®)
- *Indometacin* (z.B. Amuno®)

Ist der akute Schub der Erkrankung mit
Nicht-steroid Antiphlogistika nicht zu
beherrschen, setzt man *Glukokortikoide,*
z.B. Prednisolon, ein. Dabei muß beachtet werden, daß nach dem Absetzen oft
eine Verschlimmerung der Symptome
eintritt.

Bei oligo-(mon)-artikulärem Befall sind
intraartikuläre Injektionen von Glukokortikoiden erfolgreich. Maximal dürfen
3-5 Injektionen pro Gelenk durchgeführt
werden. Allerdings sollen intraartikuläre

Glukokortikoidinjektionen die Knorpeldestruktion beschleunigen!

Bem.: *Der Einsatz von Acetylsalicylsäure ist allerdings in Europa weniger gebräuchlich als im anglo-amerikanischen Raum.*

? *Frage:* Die Patientin, bei der nun auch der Rheumafaktor nachweislich positiv ist, soll nach Abklingen des akuten Schubes medikamentös eingestellt werden. Welche Möglichkeiten haben Sie?

✔ *Antwort:* Als Medikamente im anfallsfreien Intervall werden die sogenannten Basistherapeutika eingesetzt. Bis zu deren Wirkungseintritt vergehen jedoch Wochen bis Monate.

Bei leichteren Fällen verwendet man

- *Chloroquin* (z.B. Resochin®), ein Antimalariamittel oder
- *Sulfasalazin*, Syn: Salazosulfapyridin (z.B. Azulfidine®), dessen Hauptanwendungsbereich bisher eher die Colitis ulcerosa bzw. der M. Crohn war.

Bei progredienten Fällen verwendet man

- *Gold* (i.m oder oral)
- *D-Penicillamin* (z.B. Metalcaptase®)
- *Immunsuppressiva*, wie
  - Methotrexat (z.B. Methotrexat Lederle®)
  - Azathioprin (z.B. Imurek®)
  - Cyclophosphamid (z.B. Endoxan®)
  - Ciclosporin (z.B. Sandimmun®).

10.4 Basistherapeutika

? *Frage:* Eine 45jährige Patientin ist seit einem halben Jahr von ihrem Hausarzt mit einem Basistherapeutikum eingestellt. Bei der letzten Untersuchung berichtet die Patientin, daß sie seit kurzem Doppelbilder sehe, auch seien ihre Augenlider so schwer geworden. Bei längerer Hausarbeit habe sie bemerkt, daß sie ihre Arme nicht mehr über den Kopf heben könne. Der Hausarzt setzt daraufhin das Basistherapeutikum ab, worauf die Beschwerden rasch nachlassen. Um welches Basistherapeutikum handelt es sich wohl?

✔ *Antwort:* Die beschriebenen Symptome weisen am ehesten auf eine Myasthenie hin. Diese Symtomatik tritt charakteristischerweise bei langfristiger Einnahme von D-Penicillamin (z.B. Metalcaptase®) auf.

Weitere Nebenwirkungen sind:

- Exantheme (25 %)
- Nierenschäden (6 %) und nephrotisches Syndrom
- Leberschäden
- Blutbildveränderungen (1 %) wie Agranulozytose, Leukopenie, Thrombozytopenie
- Geschmacksstörungen.

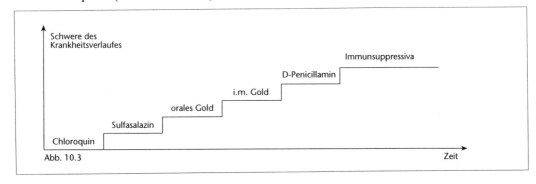

Abb. 10.3

Bem.: *Ursprünglicher Anwendungsbereich von D-Penicillamin ist sein Einsatz als Chelatbildner bei M. Wilson (Kupferspeicherkrankheit) und Schwermetallvergiftungen.*

? **Frage:** Welche Untersuchung müssen Sie während einer Therapie mit dem Basistherapeutikum Chloroquin (z.B. Resochin®) regelmäßig veranlassen?

✔ **Antwort:** Chloroquin kann zu folgenden Augenerkrankungen führen:
- Zu reversiblen Sehstörungen wie Akkommodationsparesen und Korneatrübungen
- Selten zu irreversiblen Sehstörungen, z.B. Retinopathie durch Anreicherung von Chloroquin in der Netzhaut.

Frühschäden können durch regelmäßige augenärztliche Untersuchungen etwa alle 4-6 Monate erfaßt werden.

Bem.: *Weitere Nebenwirkungen von Chloroquin:*

- *Gastrointestinale Störungen*
- *Exantheme*
- *Ergrauen der Haare*

? **Frage:** Ein Patient mit primär chronischer Polyarthritis nimmt seit 3 Wochen täglich 250 mg Chloroquin (z.B. Resochin®) ein und beklagt sich nun bei Ihnen, daß bisher keine Besserung seiner Beschwerden eingetreten ist. Was raten Sie dem Patienten?

✔ **Antwort:** Da bei Chloroquin erst nach 2-6 Monaten mit einem Wirkungseintritt zu rechnen ist, sollte man den Patienten daraufhin weisen, daß zum momentanen Zeitpunkt noch keine Wirkung zu erwarten ist. Allerdings sprechen insgesamt nur etwa 40 % der Patienten auf die Therapie an. Hat sich nach 6 Monaten der Zustand des Patienten noch nicht gebessert, sollte man auf ein anderes Basistherapeutikum

umsteigen. Bei Patienten mit starker entzündlicher Aktivität ist es sinnvoll, früher einsetzende und stärker wirkende Basistherapeutika anzuwenden.

Basistherapeutikum	Wirkungseintritt
Chloroquin	2-6 Monate
Sulfasalazin	6-10 Wochen
Gold	6-12 Wochen
D-Penicillamin	6-12 Wochen

? **Frage:** Wie funktioniert die Gold-Therapie (Chrysotherapie) praktisch?

✔ **Antwort:** Gold, mit 80 % Erfolgsquote eines der wirksamsten Basistherapeutika, schleicht man mit wöchentlich verabreichten steigenden Dosen ein.

In der ersten Woche gibt man 10 mg, in der zweiten Woche 25 mg und dann jede Woche 50 mg, bis eine Gesamtdosis von 500-800 mg, maximal 1 g, Gold erreicht ist. Danach beträgt die monatliche Erhaltungsdosis 25 mg.

Gold kann parenteral als Aurothioglucose (z.B. Aureotan®) oder oral als Auranofin (z.B. Ridaura®) gegeben werden.

? **Frage:** Welche Nebenwirkungen einer Gold-Therapie können zum Absetzen der Medikation zwingen?

✔ **Antwort:** Die häufigsten Nebenwirkungen einer Goldtherapie sind *Dermatitis* und *Stomatitis*.

Daneben können *Blutbildveränderungen* wie Thrombozytopenie, Leukopenie und aplastische Anämie, *Nierenschäden* mit Hämaturie und Proteinurie sowie *Leberschäden* auftreten.

Aufgrund dieser z.T. schwerwiegenden Nebenwirkungen sollte regelmäßig das Blutbild und die Eiweißausscheidung im Harn kontrolliert werden.

Treten schwere Komplikationen auf, kann das Gold mit D-Penicillamin bzw. Dimercaprol (z.B. Sulfactin®) abgefangen werden.

Bem.: *Gold ist ebenso wie die anderen Basistherapeutika nur bei der pcP, nicht jedoch bei Arthritis/Arthrose oder anderen rheumatischen Beschwerden indiziert.*

10.5 Therapie der Gicht

? *Frage:* In Ihre Sprechstunde humpelt am frühen Morgen ein 45jähriger Patient mit starker entzündlicher Schwellung und Rötung des Großzehengrundgelenks. Schon bei vorsichtiger Palpation schreit der Patient vor Schmerz auf. Er berichtet, in der Nacht durch die Schmerzen aus dem Schlaf gerissen worden zu sein. Wie therapieren Sie?

✔ *Antwort:* Der Anamnese nach handelt es sich ziemlich sicher um einen akuten Gichtanfall. Ein Gichtanfall entsteht durch die Ausfällung von Mononatriumuratkristallen im bradytrophen Gewebe.

Die Therapiemaßnahmen des akuten Gichtanfalls umfassen:

- *Colchizin* (z.B. Colchicum dispert®) - seit dem Altertum klassisches Medikament - initial 1 mg, dann alle 2-3 Stunden 0,5 mg bis der Anfall vorüber ist oder gastrointestinale Nebenwirkungen, z.B. Durchfälle, auftreten. Die maximale Tagesdosis beträgt 6 mg.

- *Nicht-steroid Antiphlogistika* in hohen Dosen
  - *Indometacin* (z.B. Amuno®)
  - *Phenylbutazon* (z.B. Butazolidin®): Der akute Gichtanfall ist eine der wenigen echten Indikationen für Phenylbutazon!

Schlägt die Therapie nicht an, werden *Glukokortikoide* eingesetzt.

? *Frage:* Welche Allgemeinmaßnahmen empfehlen Sie einem Patienten mit Hyperurikämie?

✔ *Antwort:* Ziel ist es, den Harnsäurespiegel im Blut dauerhaft zu senken:
- Verzicht auf purinhaltige Nahrungsmittel wie Innereien, dunkles Fleisch, Sardinen, Heringe, Linsen und Erbsen
- Alkoholabstinenz, da Alkohol die Harnsäureausscheidung hemmt
- Normalisierung des Körpergewichtes.

? *Frage:* Wie therapieren Sie einen Patienten mit Gicht im anfallsfreien Intervall?

✔ *Antwort:* Die medikamentöse Therapie im Intervall unfaßt folgende Substanzen:

- **Urikostatika**
  Allopurinol (z.B. Zyloric®), das als Mittel der ersten Wahl angesehen wird.
- **Urikosurika**
  Benzbromaron (z.B. Narcaricin®)
  Sulfinpyrazon (z.B. Anturano®)
  Urikosurika erhöhen die Harnsäureausscheidung durch Hemmung der renalen Harnsäurerückresorption. Da dadurch die Harnsäurekonzentration in den Nierentubuli zunimmt und die Gefahr einer Ausfällung steigt, muß gleichzeitig die Diurese durch erhöhte Flüssigkeitszufuhr gesteigert werden. Um die Wasserlöslichkeit der Harnsäure zu verbessern,

„alkalisiert" man den Harn mit Natrium-hydrogencarbonat oder Alkalicitraten auf einen pH-Wert zwischen 6,8 und 7. Urikosurika werden bei Unverträglich-keit von Allopurinol eingesetzt.

- **Colchicin** (z.B. Colchicum dispert®) Colchicin wird in geringer Dosierung auch zur Anfallsprophylaxe (0,5-2 mg/die), z.B. bei Beginn einer uricosuri-schen oder uricostatischen Therapie oder bei einer bevorstehenden Operation ein-gesetzt.

Bem.: Bei der „Alkalisierung" des Harns sind pH-Werte größer als 7 zu vermeiden, da sonst das Risiko einer Phosphatsteinbildung zu-nimmt.

? *Frage:* Wie wirken Urikosurika?

✔ *Antwort:* Urikosurika wie Benzbromaron und Sulfinpyrazon steigern die Harnsäu-reausscheidung durch direkten Angriff an den renalen Tubuli. Harnsäure wird glo-merulär filtriert und größtenteils in den proximalen Tubuli rückresorbiert. Ein kleiner Teil der Harnsäure wird tubulär sezerniert. Uricosurika hemmen in nied-riger Dosierung die aktive Harnsäurese-kretion, so daß bei Therapiebeginn ein Gichtanfall induziert werden kann. In höherer Dosierung wird zusätzlich die aktive Harnsäurerückresorption ge-hemmt, was die eigentliche uricosurische Wirkung bedingt.

Bem.: Sulfinpyrazon ist ein Thrombozytenaggrega-tionshemmer (reversible! Hemmung der Cy-clooxygenase).

? *Frage:* Was wissen Sie über Allopurinol (z.B. Zyloric®)?

✔ *Antwort:* Allopurinol ist ein Urikostati-kum. Es reduziert die Harnsäureaus-scheidung durch *Hemmung der Xanthin-*

oxidase. Außerdem hemmt Allopurinol die Purin-de-novo-Synthese. Allopurinol wird zum aktiven Metaboliten Oxipurinol metabolisiert, der wegen seiner langen Wirkungsdauer maßgeblich an der Wir-kung beteiligt ist. Als Nebenwirkungen können auftreten: gastrointestinale Stö-rungen, Übelkeit und allergische Hautre-aktionen. Zu Beginn der Therapie kann ein Gichtanfall induziert werden. Auch bei Harnsäuresteinen und eingeschränk-ter Nierenfunktion ist Allopurinol im Gegensatz zu Benzbromaron anwendbar.

Bem.: In niedriger Dosierung hemmt Allopurinol kompetitiv, in höherer Dosierung zusätzlich nicht-kompetitiv.

? *Frage:* Können bei einer Therapie mit Allopurinol Xanthinsteine auftreten?

✔ *Antwort:* Allopurinol und sein aktiver Metabolit Oxipurinol hemmen beide die Xanthinoxidase. Dadurch erscheinen Hy-poxanthin und Xanthin im Harn, wäh-rend die Harnsäurekonzentration ab-nimmt. Hypoxanthin bzw. Xanthin sind jedoch 30- bzw. 3mal besser wasserlöslich als Harnsäure. Auch ist die Gesamtaus-scheidung von Hypoxantin, Xanthin und Harnsäure insgesamt niedriger als die ursprüngliche Harnsäureausscheidung, was durch eine Hemmung der Purin-de-novo-Synthese bedingt ist. Somit ist eine Xanthinsteinbildung sehr unwahrschein-lich, dennoch wird in Einzelfällen davon berichtet.

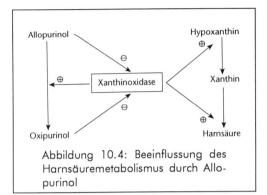

Abbildung 10.4: Beeinflussung des Harnsäuremetabolismus durch Allopurinol

? *Frage:* Eine 51jährige Patientin erhält nach prothetischem Herzklappenersatz mit Kunstklappe Phenprocoumon (Marcumar®) als Dauerthromboseprophylaxe. Wegen gleichzeitig bestehender Hyperurikämie soll die Patientin Allopurinol erhalten. Was sollten Sie dabei bedenken?

✔ *Antwort:* Allopurinol verstärkt die Wirkung von Cumarinderivaten durch die Hemmung mikrosomaler hepatischer Enzyme. Bei gleichzeitiger Gabe von Allopurinol und Phenprocoumon ist daher eine besonders sorgfältige Überwachung des Quickwertes erforderlich.

11. Diabetes mellitus

11.1 Sulfonylharnstoffe

? *Frage:* Bei welchen Diabetikern setzen Sie Sulfonylharnstoffe ein?

✔ *Antwort:* Sulfonylharnstoffe werden bei *Typ II-Diabetes* eingesetzt. Bei Typ II-Diabetikern liegt meistens eine Adipositas vor, die zur Hyperinsulinämie führt. Dies hat eine Down-Regulation der Insulinrezeptoren zur Folge, was dann durch die Erschöpfung der B-Zellen in einem relativen Insulinmangel endet. Sulfonylharnstoffe setzen Insulin aus den B-Zellen frei, was voraussetzt, daß die endogene Insulinproduktion wenigstens noch teilweise funktioniert. Daher sind Sulfonylharnstoffe beim Typ I-Diabetes, also bei absolutem Insulinmangel, nicht verwendbar. Eine Indikation für Sulfonylharnstoffe besteht nur dann, wenn eine Diät zusammen mit einer Gewichtsnormalisierung nicht zu einer zufriedenstellenden Senkung des Blutzuckerspiegels geführt hat. Bei schweren Nieren- oder Leberschäden sowie bei bestehender Ketoazidose sind Sulfonylharnstoffe kontraindiziert. Da Sulfonylharnstoffe im Tierversuch teratogen wirken, muß in der Schwangerschaft auf Insulin umgestellt werden.

? *Frage:* Einem 65jährigen Typ II-Diabetiker wird von Ihnen Glibenclamid (z.B. Euglucon®) verschrieben. Auf welche Komplikationen müssen Sie ihn hinweisen?

✔ *Antwort:* Die wichtigste Komplikation ist das Auftreten einer Hypoglykämie. Gerade bei Glibenclamid ist die Hypoglykämiegefahr hoch, da es stark wirksam ist. Da sich Sulfonylharnstoffhypoglykämien langsam entwickeln, können sie leicht verkannt werden. Die Hypoglykämie kann sich hinter folgenden Symptomen verbergen:
- Heißhunger, Übelkeit, Schwäche, Unruhe
- Neurologische Ausfälle
- Konzentrationsschwäche/Orientierungsverlust
- Lähmungszustände/Sprachstörungen. Eine Sulfonylharnstoffhypoglykämie hält lange an und wird mit kontinuierlichen Glucoseinfusionen behandelt.

? *Frage:* Welche Nebenwirkungen können bei einer Sulfonylharnstofftherapie auftreten?

✔ *Antwort:* Die Nebenwirkungen der Sulfonylharnstoffe sind denen der Sulfonamide ähnlich, mit denen Kreuzallergie besteht. Es treten auf:
- Gastrointestinale Störungen
- Allergische und toxische Hautreaktionen
- Toxische Leberschädigung mit Hepatitis und Cholestase
- Blutbildveränderungen, z.B. Thrombo- oder Leukopenie und Agranulozytose
- Hyponatriämie durch Wasserretention
- Alkoholunverträglichkeit (Antabussyndrom) besonders bei Chlorpropamid (z.B. Diabetoral®)
- Strumigene Wirkung durch Hemmung der Hormonsynthese.

? *Frage:* Welche Medikamente können die blutzuckersenkende Wirkung von Sulfonylharnstoffen verstärken?

✔ *Antwort:* Durch Verdrängung aus der Plasmaeiweißbindung bzw. durch Verdrängung vom abbauenden System verstärken folgende Medikamente die blutzuckersenkende Wirkung:
- Cumarinderivate
- Chloramphenicol
- Cyclophosphamid
- Phenylbutazon
- Acetylsalicylsäure
- Sulfonamide
- Tetrazykline und
- Clofibrat.

Auch β-Blocker verstärken die Wirkung durch die Senkung des Blutzuckerspiegels über eine Hemmung der Glykogenolyse.

? *Frage:* Welche Medikamente können die blutzuckersenkende Wirkung der Sulfonylharnstoffe vermindern?

✔ *Antwort:* Folgende Medikamente können die blutzuckersenkende Wirkung der Sulfonylharnstoffe herabsetzen:
- Glukokortikoide
- Schilddrüsenhormone
- Sympathomimetika
- Östrogene/Gestagene, z.B. die „Pille"
- Phenothiazine
- Saluretika
- Diazoxid
- Nicotinsäurederivate.

Bem.: Nicotinsäurederivate werden zur Lipidsenkung eingesetzt.

11.2 Insulintherapie

? *Frage:* Es werden Insuline unterschiedlicher Herkunftsspezies eingesetzt. Bestehen qualitative Unterschiede?

✔ *Antwort:* Insulinpräparate lassen sich nach ihrer Herkunft in Schweine, Rinder- und Humaninsuline einteilen. Rinderinsulin unterscheidet sich in 3 Aminosäuren, Schweineinsulin hingegen nur noch in einer Aminosäure von Humaninsulin. Rinderinsulin wirkt am stärksten immunogen und ist bei gleicher verabreichter Zahl an internationalen Einheiten (I.E) weniger wirksam als Schweine- und Humaninsulin.

Bei Patienten, die schon jahrelang gut mit einem tierischen Insulin eingestellt sind, ist ein Wechsel nicht nötig. Bei Neueinstellungen wird heute jedoch wegen der geringeren Antigenität Humaninsulin verwendet.

Humaninsulin wird im Vergleich zu tierischem Insulin nach s.c.-Injektion schneller resorbiert. Auch die subjektiven Symptome einer Hypoglykämie sind weniger ausgeprägt. Dies kann bei Patienten, die von tierischen Insulinen auf Humaninsulin umgestellt werden, zu einer Verkennung der hypoglykämischen Prodromi und damit zu einer ausgeprägten Hypoglykämie führen.

? *Frage:* Welche Insulin-Typen kennen Sie?

✔ *Antwort:* Nach der initialen Wirkungsstärke, der Zeit bis zum Eintritt des Wirkungsmaximiums sowie der Wirkungsdauer lassen sich folgende Präparate unterscheiden:

- *Kurzwirksame Insuline* (Normal/Altinsulin), die innerhalb der ersten 30 min in ihrer Wirkung einsetzen und bis zu 8 h wirken
- *Verzögerungsinsuline.* Es gibt *Intermediärinsuline*, die langsam nach 30-90 min zu wirken beginnen und ca. 10-24 h wirken, und *Langzeitinsuline*, deren Wirkung erst nach 3-4 h eintritt, aber länger als 24 h anhält.

Bem.: *Verzögerungsinsuline entstehen, wenn man Insulin mit Protamin, Zink, Aminochinurid (z.B. Surfen®) oder Humanglobin kombiniert.*

? *Frage:* Worin besteht der Unterschied zwischen konventioneller und intensivierter Insulintherapie?

✔ *Antwort:* Bei der *konventionellen Insulintherapie* wird ein Intermediärinsulin oder eine Kombination aus Intermediärinsulin mit Normalinsulin vor dem Frühstück (2/3 der Dosis) und vor dem Abendessen (1/3 der Dosis) injiziert.

Bei der *intensivierten Insulintherapie* wird dagegen der physiologische Insulinspiegel durch ein Basis-Bolus-Konzept nachgeahmt. Der basale Insulinspiegel wird durch ein Langzeitinsulin, das etwa 40 % des Gesamtbedarfs ausmacht und meist vor dem Schlafengehen injiziert wird, aufrechterhalten. Alternativ kann auch ein Intermediärinsulin zweimal täglich gegeben werden. Zusätzlich werden vor dem Frühstück, Mittag- und Abendessen je nach Blutzucker-Spiegel mahlzeitenbezogene Injektionen von Normalinsulin verabreicht.

Bem.: *1 I.E. Normalinsulin senkt den Blutzucker-Spiegel um ca. 30 mg/dl!*
Bei der Insulinpumpentherapie wird von einer extern tragbaren Pumpe eine basale Normalinsulinmenge s.c. injiziert. Bei den Mahlzeiten kann entsprechend dem aktuellen Blutzuckerwert Normalinsulin als Bolus abgegeben werden.

? *Frage:* Was sollen Substanzen wie Guar (z.B. Glucotard®) oder Acarbose (z.B. Glucobay®) im Rahmen einer Diabetestherapie bewirken?

✔ *Antwort:* Beide Medikamente sollen die Kohlenhydratresorption hemmen und damit die auf Mahlzeiten folgenden Spitzen des Blutzuckertagesprofils glätten. Die Anwendung ist sowohl bei Diabetes Typ I als auch bei Typ II möglich.

Guar als Polysaccharid (Ballaststoff) vermindert die Kohlenhydratresorption durch Belegung von Kontaktflächen der resorbierenden Oberfläche.

Acarbose ist ein α-Glucosidasehemmstoff. Dadurch wird die Spaltung der Kohlenhydrate und somit ihre Resorption gehemmt.

Bem.: *Nebenwirkungen von Guar und Acarbose: Diarrhoe und Flatulenz*

11.3 Biguanide

? *Frage:* Wann setzen Sie Biguanide ein?

✔ *Antwort:* Biguanide, wie Metformin (z.B. Glucophage®) steigern die Insulinempfindlichkeit und werden bei Typ II-Diabetikern in Kombination mit Sulfonylharnstoffen eingesetzt, wenn diätetische Maßnahmen und Sulfonylharnstoffe nicht ausreichen. Vorzugsweise werden sie bei stark übergewichtigen Diabetikern, die älter als 65 Jahre sind, verwendet.

Bem.: *Biguanide hemmen die Atmungskette→ anaerobe Glykolyse steigt→ Gefahr der Laktatazidose mit hoher Letalität!*

11.4 Coma diabeticum

? *Frage:* In die Notfallaufnahme wird eine 61jährige Patientin im Coma diabeticum eingeliefert. Wie therapieren Sie?

✔ *Antwort:* Bei der Therapie eines Coma diabeticum sind folgende Punkte relevant:

- *Flüssigkeitszufuhr* zur Verbesserung der Kreislauffunktion: Wegen der bestehenden Exsikkose ist die Zufuhr von 0,9 %iger Kochsalzlösung vordringlich. Bei einer hypertonen Dehydratation mit Natrium > 150 mmol/l und Osmolarität > 350 mosmol/l ist eine 0,45 %ige Kochsalzlösung angebracht. Der Flüssigkeitsbedarf beträgt ca. 5 l; die Substitution muß entsprechend dem ZVD erfolgen
- *Insulin*: Initialer Bolus von 5-10 I.E. Normalinsulin, danach Dauerinfusion über Perfusor mit 8-12 I.E./h Normalinsulin. Da Insulin am Infusionsbesteck gebunden wird, sind die ersten 50 ml zu verwerfen! Der Blutzucker sollte maximal um 100 mg/dl pro h absinken und zunächst 250 mg/dl nicht unterschreiten. Sind Blutzuckerwerte von 250 mg/dl erreicht, wird die Insulinzufuhr reduziert und zusätzlich 5 %ige Glucose angehängt
- *Kaliumsubstitution* in Abhängigkeit von den Kalium-Werten im Serum
- *Azidosekorrektur*: Eine leichte Azidose wird durch die Insulinwirkung allein bekämpft. Nur bei einem pH-Wert < 7,1 ist es sinnvoll, Bicarbonat zu geben. Es wird jedoch nur 1/3 des errechneten Bedarfs verabreicht, da sonst die Gefahr einer Hypokaliämie besteht.
- Begleitende Maßnahmen: Magensonde, Blasenkatheter, ZVD-Messung, Thromboseprophylaxe und Verlaufskontrollen.

Bem.: Bei zu schneller Blutzuckersenkung droht ein Hirnödem!

$$mmol/l \ Bicarbonat = 0,1 \ x \ BE \ (base\text{-}excess) \ x \ kg \ KG$$

? *Frage:* Warum müssen Sie bei der Behandlung eines Coma diabeticum Kalium substituieren?

✔ *Antwort:* Durch die Therapie eines Coma diabeticum entsteht aus folgenden Gründen ein Kaliummangel:

- Insulin beschleunigt die Kalium-Aufnahme in die Zelle
- In der Zelle wird Kalium beim Glykogenaufbau verbraucht
- Durch die Korrektur der Azidose wird der Kaliumspiegel erniedrigt
- Beim Wiedereinsetzen der Diurese steigt die Kalium-Ausscheidung
- Durch die Hypovolämie besteht ein Hyperaldosteronismus
- Bei der Rehydratation sinkt der Kalium-Spiegel durch Verdünnung.

12. Pharmakotherapie von Erkrankungen der Schilddrüse

12.1 Euthyreote Struma

? *Frage:* Eine 34jährige Patientin mit euthyreoter Struma soll medikamentös eingestellt werden. Wie behandeln Sie?

✔ *Antwort:* Bei euthyreoter Struma ist die suppressive Schilddrüsentherapie mit L-Thyroxin (L-T$_4$)-Monopräparaten (z.B. Euthyrox®) Mittel der Wahl. L-Thyroxin wird über 1-2 Wochen einschleichend dosiert, z.B. 50 µg L-T$_4$/Tag, dann wird auf 100 µg L-T$_4$ erhöht. Optimal ist diejenige Dosis, bei der TSH im TRH-Test gerade noch supprimiert bleibt bei normalem Hormonspiegel. Wird zu hoch dosiert, entsteht eine Hyperthyreosis factitia. Als gleichwertige Alternative vor allem für jüngere Patienten (< 40 Jahre) kommt die tägliche Gabe von 300-500 µg Jodid in Frage. Beide Behandlungsarten werden über 1-2 Jahre durchgeführt. Danach ist keine weitere Schilddrüsenverkleinerung mehr zu erwarten und man beginnt die Rezidivprophylaxe mit 50-150 µg L-T$_4$/Tag bei niedrig-normalem TSH oder mit 200 µg Jodid/Tag.

12.2 Hyperthyreose

? *Frage:* An welcher Stelle greifen die verschiedenen Thyreostatika in den Schilddrüsenhormonstoffwechsel ein?

✔ *Antwort:* *Perchlorat*-Ionen (z.B. Irenat®) sind kompetitive Hemmstoffe der Jodidaufnahme in die Schilddrüse, also Jodinationshemmer.

Thioharnstoffe hemmen die Oxidation von Jodid zu Jod und somit den Einbau von Jod in Tyrosinreste. Sie sind Jodisationshemmer. Bsp.:

- Propylthiouracil (z.B. Propycil®)
- Methylthiouracil (z.B. Thyreostat®)
- Carbimazol (z.B. Neo-Thyreostat®)
- Thiamazol (z.B. Favistan®).

Jodid-Ionen hemmen hochdosiert die proteolytische Abspaltung der Schilddrüsenhormone aus dem Thyreoglobulin.

Lithium-Ionen wirken analog den Jodid-Ionen.

Radioaktives Jodid (^{131}Jod) wird selektiv vom Schilddrüsengewebe aufgenommen und zerstört über die abgegebene β-Strahlung das Schilddrüsengewebe.

? *Frage:* Sie sollen einen hyperthyreoten Patienten medikamentös behandeln. Welche Medikamente geben Sie?

✔ *Antwort:* Zur Behandlung einer Hyperthyreose sind die Jodisationshemmer Carbimazol (z.B. Neo-Thyreostat®) oder Thiamazol (z.B. Favistan®) Mittel der Wahl. Der Therapieerfolg tritt erst mit einer Latenz von ca. 2 Wochen ein, da noch zuvor produzierte Schilddrüsenhormone im Blut zirkulieren. Thyreostatika können allerdings selbst wiederum strumigen wirken: durch einen zu starken Abfall des Hormonspiegels steigt TSH und die Schilddrüse beginnt zu wachsen. Das Auftreten einer Struma kann durch Dosisreduktion oder durch gleichzeitige Gabe von L-Thyroxin verhindert werden, wodurch TSH sinkt. Zeigt der Patient Begleitsymptome wie Hypertonie und Tachykardie, gibt man vorübergehend β-Blocker, z.B. Propranolol (z.B. Dociton®).

Bem.: Thiamazol ist der aktive Metabolit des Carbimazol. Carbimazol zeigt bisher die niedrigste Nebenwirkungsrate und sollte daher bevorzugt werden.

? *Frage:* Welche Laborwerte neben den schilddrüsenspezifischen Parametern werden Sie bei einer Therapie mit Thyreostatika regelmäßig kontrollieren?

✔ *Antwort:* Thyreostatika können zu folgenden Reaktionen führen:
- Hautausschläge
- Allergische Agranulozytose, die meist nach ca. 3-6 Wochen auftritt
- Toxische Leukopenie, wobei die Granulozytenzahl sinkt.

Auch kann ein cholestatischer Ikterus bzw. eine toxische Hepatitis auftreten.

Folglich sollten Blutbild und Leberwerte regelmäßig kontrolliert werden.

? *Frage:* Würden Sie eine Hyperthyreose langfristig mit Jodid behandeln?

✔ *Antwort:* Nein. Jodid-Ionen sind in hoher Dosierung, d.h. bei mehr als 6 mg/Tag, nur kurzfristig thyreostatisch wirksam. Sie hemmen die Kolloidproteolyse und dadurch die Freisetzung der Schilddrüsenhormone, was innerhalb von 24 h zur Symptombesserung führt. Langfristig

steigert die erhöhte Jodidzufuhr jedoch die Synthese der Schilddrüsenhormone.

Bem.: Cave! Tuberkulöse Herde können durch Jodid aktiviert werden

? *Frage:* Wie lange führt man bei hyperthyreoten Patienten eine Therapie mit Thyreostatika durch?

✔ *Antwort:* Hierbei muß man im wesentlichen zwei Formen der Schilddrüsenüberfunktion unterscheiden.
Bei funktioneller Autonomie wird eine Thyreostatika-Therapie nur vorübergehend und zum Erreichen der Euthyreose eingesetzt. Es ist frühzeitig eine Operation oder Radiojod-Behandlung zur definitiven Therapie anzustreben.
Dagegen wird bei Basedow-Hyperthyreose eine Therapie mit Thyreostatika in der Regel über 1 bis maximal 2 Jahre durchgeführt. Kommt es nach Absetzen des Medikaments zu keinem Hyperthyreose-Rezidiv, ist eine weitere Medikation in der Regel nicht erforderlich. Im Falle eines Rezidivs ist jedoch ebenfalls eine definitive Therapie sinnvoll.

? *Frage:* Wie kann eine Hyperthyreose in der Gravidität medikamentös behandelt werden?

✔ *Antwort:* Die medikamentöse Therapie muß in der Gravidität besonders vorsichtig und mit engmaschigen Kontrolluntersuchungen durchgeführt werden, da Thyreostatika die Plazenta passieren. Die Schilddrüsenhormonspiegel der Mutter sollten dabei im oberen Normbereich bleiben, um eine fetale Hypothyreose zu vermeiden. Prinzipiell sollten für die thyreostatische Therapie Thiamazol, Carbimazol oder Propylthiouracil als Monotherapie in möglichst niedriger Dosierung eingesetzt werden. Auf die Begleittherapie mit L-Thyroxin ist zu verzichten, da L-Thyroxin die Plazenta nicht passieren kann.

12.3 Thyreotoxische Krise

? *Frage:* Ein Patient in der thyreotoxischen Krise wird auf ihre Station eingeliefert. Wie gehen Sie vor?

✔ *Antwort:* Da eine thyreotoxische Krise zu 20-30 % der Fälle letal ist, muß sofort mit der Therapie begonnen werden:

- *Thyreostatika*: Thiamazol hochdosiert (4 x 40 mg) i.v., zur Synthesehemmung der Schilddrüsenhormone
- *Jodid* hochdosiert (1 g) zur Hemmung der Hormonausschüttung
- *Glukokortikoide*: Prednisolon 100-200 mg i.v. zum Ausgleich der bestehenden relativen NNR-Insuffizienz und zur Reduktion der Konversion von T_4 zu T_3
- Evtl. Sedierung mit *Diazepam*

- β-Blocker, z.B. Propranolol (Dociton®), 1-10 mg i.v. bei Hypertonie und Tachykardie
- *Digitalis* bei Herzinsuffizienz
- Reichlich *Flüssigkeit* zum Ausgleich des Flüssigkeitsmangels mit möglichen Elektrolytverschiebungen (3-6 l nach ZVD)
- *Kalorienzufuhr* wegen des Hypermetabolismus
- *Plasmapherese* zur Senkung des Schilddrüsenhormonspiegels im Serum bei besonders schweren Fällen.

? *Frage:* Ein Patient befindet sich nach Gabe eines jodhaltigen Kontrastmittels in einer thyreotoxischen Krise. Geben Sie in diesem Fall dennoch die übliche Dosis Jodid (1 g) zur Therapie der thyreotoxischen Krise?

✔ *Antwort:* Bei einer jodinduzierten thyreotoxischen Krise ist Jodid natürlich kontraindiziert. In diesem Fall ist als Ersatz für Jodid Lithium in gleicher Dosierung indiziert.

13. Störungen im Bereich des Gastrointestinaltraktes

13.1 Antazida

? *Frage:* Warum sollte man die früher viel eingesetzten natriumhydrogencarbonat-haltigen Antazida nicht mehr verwenden?

✔ *Antwort:* Wird Salzsäure mit Hydrogencarbonat neutralisiert, entsteht in kürzester Zeit eine große Menge CO_2. Das CO_2 kann stark blähen und bei bestehendem Ulcus sogar zur Magenruptur führen. Außerdem ist bei der Gabe von Natriumhydrogencarbonat die Alkalibelastung für den Körper sehr hoch. Ebenso kann sich bei Hypertonie oder Herzinsuffizienz die Natriumbelastung negativ auswirken.

? *Frage:* Heute werden hauptsächlich Aluminium- und Magnesium-haltige Antazida angewendet. Welche Nebenwirkungen können auftreten?

✔ *Antwort:* Magnesiumhaltige Antazida können zu Diarrhoe führen. Bei Niereninsuffizienz besteht zusätzlich die Gefahr der Hypermagnesiämie mit neuromuskulären Störungen. Aluminiumhaltige Antazida wirken hingegen obstipierend. Al^{3+} bildet im Dünndarm unlösliche Aluminium-Phosphate, was bei jahrelanger Anwendung zur Phosphatverarmung mit Appetitlosigkeit, Muskelschwäche und Osteomalazie führt.

Bem.: Antacida hemmen die Resorption von Tetrazyklinen, Eisen sowie zahlreichen anderen Medikamenten.

? *Frage:* Wann – in bezug auf die Mahlzeiten – sollten Antazida eingenommen werden?

✔ *Antwort:* Antazida sollten jeweils 1 und 3 h nach den Mahlzeiten sowie vor dem Schlafengehen eingenommen werden. Vor den Mahlzeiten eingenommen, sind Antazida unwirksam. Die Einnahme nach Beendigung der Mahlzeit verlängert deren puffernden Effekt.

13.2 Ulkustherapeutika

? *Frage:* Welche Ulkustherapeutika sind über eine Hemmung der Säuresekretion wirksam?

✔ *Antwort:* Die Säuresekretion kann durch folgende Medikamente gehemmt werden:
- *Anticholinergika* wie Pirenzepin (z.B. Gastrozepin®) hemmen die Muskarin-Rezeptoren kompetitiv und senken dadurch die Salzsäure- und Pepsinogensekretion
- *H_2-Blocker* führen über eine kompetitive Blockade der H_2(Histamin)-Rezeptoren der Belegzellen zu einer verminderten Salzsäuresekretion.

Beispiele sind:
- Cimetidin (z.B. Tagamet®)
- Ranitidin (z.b. Zantic®)
- Famotidin (z.b. Pepdul®)

H2-Blocker neueren Datums sind:
- Nizatidin (z.b. Nizax®)
- Roxatidin (z.b. Roxit®)
- *Protonenpumpenhemmer* (H⁺/K⁺- ATPase-Blocker) wie Omeprazol (z.b. Antra®) erzielen die stärkste Säuresuppression.

Bem.: Ferner gibt es noch Gastrinantagonisten, wie Proglumid, mit nicht eindeutig nachweisbarer Ulcuswirksamkeit.

? *Frage:* Welche Ulcustherapeutika wirken hauptsächlich schleimhautprotektiv?

✔ *Antwort:* Hauptsächlich schleimhautprotektiv wirken:
- Sucralfat (z.B. Ulcogant®), Aluminium-Saccharose-Sulfat, bildet mit Proteinen Komplexe, die die Oberfläche des Ulcus versiegeln
- Prostaglandin-E-Derivate wie Misoprostol (z.B. Cytotec®) fördern die Schleimproduktion und die Hydrogencarbonatsekretion. Sie erhöhen die lokale Durchblutung und hemmen hochdosiert auch die Säuresekretion. Besonders geeignet sind sie für Ulcera durch Nicht-steroidale Antiphlogistika.
- Wismutpräparate bilden einen Schutzfilm um das Ulcus und wirken bakterizid gegen Helicobacter pylori
- Carbenoxolon regt die Schleimproduktion des Magens an.

Bem.: Sucralfat wirkt obstipierend.

? *Frage:* Mit welchem körpereigenen Hormon zeigt Carbenoxolon ähnliche Eigenschaften?

✔ *Antwort:* Carbenoxolon hat aldosteronähnliche Eigenschaften. Daher kann es zu einer Natriumretention mit Hypertonie und Ödemgefahr, sowie einem Kaliumverlust mit Muskelschwäche, Obstipation, metabolischer Alkalose und hypokaliämischer Nephropathie kommen.

Bem.: Mit Aldosteronantagonisten können die unerwünschten und leider auch die erwünschten Wirkungen aufgehoben werden.

? *Frage:* Ein Patient erhält wegen eines Ulcusleidens Cimetidin (z.B. Tagamet®) und gleichzeitig zur Linderung seiner Schlafbeschwerden Flunitrazepam (z.B. Rohypnol®). Worauf müssen Sie achten?

✔ *Antwort:* Cimetidin hemmt Cytochrom-P_{450} abhängige Reaktionen und damit die Biotransformation einer Vielzahl von Medikamenten. Dies führt in diesem Fall zu einer Wirkungsverstärkung von Flunitrazepam, was zu Schläfrigkeit am Tage, Benommenheit, Schwindel und Koordinationsstörungen führen kann.

Bem.: Cimetidin steigert die Wirkung von:

- *Oxidativ transformierten Benzodiazepinen*
- *Theophyllin*
- *Oralen Antikoagulantien (außer Phenprocoumon)*
- *β-Blockern wie Propranolol*
- *Lidocain.*

? *Frage:* Welche Medikamente verschreiben Sie einem Patientem mit floridem Ulcus duodeni?

✔ *Antwort:* Man gibt dem Patienten am besten einen H2-Blocker wie z.B. Ranitidin (300 mg) oder Famotidin (40 mg) als Einzeldosis nach dem Abendessen. Bei einem Erstulcus führt man die Therapie über 8 Wochen durch. Zusätzlich lassen sich Antazida oder Pirenzepin einsetzen. Heilt das Ulcus schlecht ab oder läßt sich Helicobacter pylori nachweisen, verabreicht man über 4 Wochen Wismutpräparate. Hilft auch das nicht, kombiniert man Wismut mit Helicobacter aktiven Antibiotika, z.B. Ampicillin + Metronidazol, als „Tripeltherapie" über 14 Tage. Erweist sich das Ulcus dennoch als therapieresistent, bleibt als stärkstes Medikament Omeprazol (z.B. Antra®).

Bem.: Alternativ können als Dreierkombination Wismut+Metronidazol+Tetrazykline einge setzt werden.

? *Frage:* Welche Möglichkeiten haben Sie, wenn das Ulcus weiterhin persistiert?

✔ *Antwort:* Kommt es zum erneuten Ulcusrezidiv, führt man die Akuttherapie um weitere 4-8 Wochen fort. Rezidiviert das Ulcus häufiger, also mehr als 1-2 Rezidive /Jahr, schließt man eine Langzeittherapie mit halber Dosierung über den Zeitraum von 2 Jahren an. Bei Ulcuskomplikationen, hoher Rezidivrate, Therapieresistenz bzw. unzuverlässiger Medikamenteneinnahme wird alternativ die chirurgische Therapie (selektiv proximale Vagotomie) angeraten.

? *Frage:* Bei einem Patienten trat nach Behandlung mit Cimetidin eine Gynäkomastie auf. Welche anderen Medikamente können eine Gynäkomastie auslösen?

✔ *Antwort:* Eine Gynäkomastie kann hervorgerufen werden durch:
- Östrogene, z.B. durch östrogenhaltige Kosmetika oder durch östrogenartige Nebeneffekte von Digitalis
- Gonadotropine
- Substanzen, die mit der Testosteronsynthese oder -wirkung interferieren wie:

Ketoconazol, Metronidazol, Alkylantien, Spironolacton, Cimetidin und Cisplatin
- Substanzen, die über einen unbekannten Mechanismus wirken: Busulfan, Isoniazid, Penicillamin, Methyldopa, tricyclische Antidepressiva, Diazepam, Marihuana und Heroin.

? *Frage:* Welche Nebenwirkungen können bei H_2-Blockern auftreten?

✔ *Antwort*
- Kopfschmerz, Schwindel
- Übelkeit
- Durchfall oder Obstipation
- Gelenk/Muskelschmerzen
- Transitorische Kreatinin- und Transaminasenerhöhung
- Antiandrogene Wirkung mit Gynäkomastie und Potenzverlust
- Verwirrtheitszustände, Halluzinationen.

? *Frage:* Worauf sollten Sie Ihren Patienten bei der Einnahme von Wismutpräparaten (z.B Telen®) hinweisen?

✔ *Antwort:* Bei der Einnahme von Wismutpräparaten kommt es zu einer Schwarzfärbung des Stuhls sowie zu einer verübergehenden dunklen Verfärbung der Zunge und der Zähne.

? *Frage:* Warum wird die Behandlungsdauer mit Wismutpräparaten auf 4 bis max. 8 Wochen begrenzt?

✔ *Antwort:* Wismutpräparate erfahren gerade eine Renaissance wegen ihrer Fähigkeit, Ulcera duodeni gleichschnell abzuheilen wie H_2-Blocker.

Die zeitlich beschränkte Einnahme ergibt sich aus der Gefahr einer Wismutintoxikation. Bei chronischer Einnahme können Enzephalopathien und Osteodystrophien auftreten. Die 4-8 wöchige Applikation wird jedoch – unter Einhaltung der Dosierung – als ungefährlich beschrieben.

? *Frage:* Ein 45jähriger Patient mit noch persistierender Ulcusblutung wird auf ihre Station verlegt. Wie können Sie die endoskopische Blutstillung medikamentös unterstützen?

✔ *Antwort:* Neben der endoskopischen Blutstillung kann man Somatostatin über Perfusor verabreichen, um die Blutung zum Stillstand zu bringen. Somatostatin hemmt die Magensaftsekretion durch Hemmung von Gastrin und vermindert die Splanchnicusdurchblutung, somit können akute Blutungen in Magen und Duodenum unterdrückt werden.

Bem.: Somatostatin hemmt auch die Pankreassekretion → Prophylaxe von postoperativen Komplikationen nach chirurgischen Eingriffen.

? *Frage:* Welchen Blutwert sollten Sie nach Somatostatin-Gabe kontrollieren?

✔ *Antwort:* Der Blutzucker ist während einer Behandlung mit Somatostatin regelmäßig zu überprüfen. Somatostatin hemmt die Glucagon- und die Insulinwirkung, wodurch es zunächst zur Hypoglykämie und 2-3 h später zum Blutzuckeranstieg kommen kann.

? *Frage:* Halten Sie es für sinnvoll, Omeprazol (z.B. Antra®) bei einem unkomplizierten Ulcus duodeni zu geben?

✔ *Antwort:* Nein. Omeprazol supprimiert die Säuresekretion vollständig und ist momentan der stärkste erhältliche Säureblocker. Die fehlende Magensäure kann

zu Hypergastrinämie und bakterieller Besiedlung des Magens führen.

Omeprazol sollte angewendet werden bei:
• Zollinger-Ellison Syndrom
• Therapierefraktären Ulcera
• Refluxösophagitis
• Oberer gastrointestinaler Blutung.

Neuere Untersuchungen haben außerdem gezeigt, daß Omeprazol bei einem akuten Ulcus sehr gute Wirkung zeigt, jedoch zur Langzeitanwendung weniger geeignet ist, da häufiger Rezidive auftreten als beispielsweise unter H_2-Blockern.

Bem.: Omeprazol erwies sich im Tierversuch als kanzerogen. Für die Langzeitanwendung beim Menschen liegen noch keine eindeutigen Ergebnisse vor.

13.3 Antiemetika

? *Frage:* Beim Landeanflug wird Ihrem Begleiter plötzlich übel. Zufällig entdecken Sie in Ihrem Handgepäck ein Fläschchen Metoclopramid (z.B. Paspertin®). Der Zustand Ihres Begleiters ändert sich nach der Einnahme von Metoclopramid jedoch nicht. Woran kann dies liegen?

✔ *Antwort:* Leider sind Dopaminantagonisten wie Metoclopramid bei Kinetosen (Bewegungskrankheiten) nicht hinreichend wirksam.

? *Frage:* Welche Medikamente kommen zur Behandlung von Kinetosen in Frage?

✔ *Antwort:* Bei Kinetosen sind wirksam:
• Anticholinergika, z.B. Atropin und besonders Scopolamin in Pflasterform (z.B. Scopoderm® TTS)

- H$_1$-Antihistaminika
  - Dimenhydrinat (z.B. Superpep K®-Reisekaugummi)
  - Meclozin (z.B. Peremesin®)
  - Chlorphenoxamin (in Rodavan®).

Die antiemetische Wirkung der H$_1$-Antihistaminika beruht größtenteils auf ihren anticholinergen Eigenschaften. Nachteilig ist ihr sedativer Effekt, der durch Kombination mit Coffein gebessert werden kann.

? *Frage:* Eine 24jährige Patientin mit Hyperemesis gravidarum wird stationär eingewiesen. Welche Maßnahmen leiten Sie ein?

✔ *Antwort:* Allgemeinmaßnahmen sind
- Flüssigkeitszufuhr
- Parenterale Ernährung mit Korrektur der Elektrolyte
- Vitamin B$_6$-Gabe.

Antiemetika:
- Meclozin (z.B. Peremesin®) hat sich seit mehr als 25 Jahren bewährt
- Dimenhydrinat (z.B. Vomex A®) wird von vielen Autoren in der Schwangerschaft als unbedenklich angesehen. Dimenhydrinat zeigt keine embryotoxischen Wirkungen. Jedoch trat vereinzelt eine vorzeitige Wehentätigkeit auf, so daß einige Autoren dieses Medikament in der Schwangerschaft ablehnen
- Metoclopramid zeigt keine embryotoxischen Wirkungen, sollte jedoch, da keine umfassenden Erfahrungen und auch nicht die gleiche Wirksamkeit wie bei den Antihistaminika vorliegen, nur unter strenger Indikationstellung verordnet werden. Beim Neugeborenen besteht die Gefahr der Methämoglobinämie.

13.4 Laxantien

? *Frage:* Welche antiresorptiv und hydragog wirkenden Laxantien kennen Sie?

✔ *Antwort:* Antiresorptiv und hydragog wirkende Laxantien blockieren die Natrium/Kalium-ATPase und hemmen dadurch die Natrium- und Wasserresorption aus dem Darm, gleichzeitig fördern sie den Einstrom von Wasser und Elektrolyten ins Darmlumen. Dazu gehören:

- *Ricinusöl* (z.B. Laxopol®, Triglyzerid der Ricinolsäure). Der eigentliche Wirkstoff ist Ricinolsäure, die im Dünndarm durch Lipasen aus der Ricinusölsäure abgespalten wird
- *Anthrachinone*, die in verschiedenen Pflanzen vorkommen wie Aloe, Sennesblätter (z.B Neda®) werden nach Spaltung der Glykosidbindung im Darm durch Bakterien aktiviert
- *Diphenolische Laxantien*:
  - *Bisacodyl* (z.B. Dulcolax®) wird teilweise resorbiert, in der Leber glucuroniert und über einen enterohepatischen Kreislauf wieder in den Darm ausgeschieden, wo die Wirkform, das freie Diphenol entsteht
  - *Natriumpicosulfat* (z.B. Laxoberal®) wirkt analog dem Bisacodyl, wird jedoch nicht resorbiert, sondern gleich von Darmbakterien in das freie Diphenol umgewandelt

? *Frage:* Welche weiteren Laxantien kennen Sie?

✔ *Antwort*:
- *Quellstoffe*
  Polysaccharide wie Leinsamen, Agar-Agar und Weizenkleie, die quellfähig sind, aber nicht resorbiert werden

- *Gleitmittel* wie Paraffinöl und Docusat-Natrium
- *Osmotisch wirkende Abführmittel* wie Magnesiumsulfat (Bittersalz) und Natriumsulfat (Glaubersalz) in isotonischer Lösung sowie Zuckeralkohole und Zucker wie Mannit, Sorbit und Lactulose. Hierbei handelt es sich um schwer resorbierbare Substanzen, die die Wasserresorption aus dem Darm verringern.

? **Frage:** Welche weitere Indikation für Lactulose (z.B. Bifiteral®) kennen Sie?

✔ **Antwort:** Außer bei Obstipation wird Lactulose bei der hepatischen Enzephalopathie eingesetzt. Bei der hepatischen Enzephalopathie kommt es durch den Ausfall der Stoffwechselfunktion der Leber, wodurch Ammoniak nicht mehr zu Harnstoff entgiftet werden kann, zu einem Anstieg des toxischen NH_3.

Lactulose ist ein Disaccharid, das im Darm nicht resorbiert wird, sondern von Darmbakterien zu Essig- und Milchsäure gespalten wird. Diese Säuren regen einerseits die Peristaltik an und retinieren Wasser, andererseits senken sie den Stuhl-pH, wodurch NH_3 im Darm vermehrt in das schwer resorbierbare NH_4^+ umgewandelt wird.

? **Frage:** Bei welchen Laxantien tritt die Wirkung am schnellsten ein?

✔ **Antwort:** Rektal appliziertes Bisacodyl kann innerhalb einer Stunde wirksam werden. Magnesium- und Natriumsulfat sowie Ricinusöl wirken innerhalb von 2-4 h laxierend.

? **Frage:** Welche Nebenwirkungen können bei der Einnahme von Laxantien auftreten?

✔ **Antwort:** Der durch Laxantien hervorgerufene Kaliummangel kann selbst wiederum zu Darmträgheit führen und so die Obstipation verstärken (circulus vitiosus). Durch Natriumverluste kann es zu einem sekundärem Hyperaldosteronismus kommen. Die Kalziumverluste können manchmal so stark sein, daß eine Osteoporose in Erscheinung tritt.

Spezielle Nebenwirkungen:
- Natriumsulfat führt zu Natrium-Resorption und nachfolgend zu Hypertonie
- Bei Magnesiumsulfat kann eine Magnesium-Narkose mit Muskelschwäche, Reflexausfällen und Blutdruckabfall auftreten
- Paraffinöl führt zu Fremdkörpergranulomen und fettlösliche Vitamine werden vermindert resorbiert
- Anthrachinone bewirken eine harmlose Verfärbung von Stuhl (dunkel) und Urin (rot) sowie eine Melanosis coli (bräunliche Verfärbung der Darmschleimhaut)
- Ricinusöl erhöht die Resorption fettlöslicher Stoffe und ist daher bei Vergiftungen kontraindiziert.

13.5 Therapie der Diarrhoe

? **Frage:** Einer Ihrer Patienten sucht Sie mit einer akuten Sommerdiarrhoe auf. Was unternehmen Sie?

✔ **Antwort:** Die wichtigste Maßnahme ist die Flüssigkeits- und Elektrolytsubstitution. Ideal ist eine Mixtur aus:
- 20 g Glucose (4 Eßlöffel Rohrzucker)
- 3,5 g NaCl (3/4 Teelöffel Tafelsalz)
- 1,5 g KCl (1 Tasse Orangensaft/2 Bananen)
- 2,5 g $NaCO_3$ (1 Teelöffel Backpulver) auf 1 l Wasser.

Wichtig ist, daß Natrium und Glucose gleichzeitig gegeben werden, da diese beiden Substanzen über einen gemeinsamen Transportmechanismus von der Darmschleimhaut aufgenommen werden.

Unterstützend können Carbo medicinalis, Quellstoffe wie Pectin sowie Adstringentien (Gerbstoffe, z.B. Tannalbin®) verabreicht werden. Ist keine orale Applikation möglich, dann wird Ringerlösung i.v. gegeben. Bei Kaliummangel evtl. Kaliumchlorid über Perfusor zuführen. Bei einfacher Sommerdiarrhoe sollen keine Antibiotika und keine Opioide eingesetzt werden!

Bem.: Bei dieser Mixtur handelt es sich um die orale Rehydratationslösung nach WHO. Als Fertigprodukt ist sie z.B. als Elotrans® erhältlich.

? *Frage:* Welche motilitätshemmenden Opioide kennen Sie?

✔ *Antwort:* Die früher viel verwendete Tinctura opii wird heute durch Loperamid (z.B. Imodium®) und Diphenoxylat (in Reasec®) ersetzt. Loperamid ist stärker wirksam als Diphenoxylat. Zur Vermeidung eines Mißbrauchs wird Diphenoxylat mit Atropin versetzt, Loperamid ist hingegen nicht zentral wirksam und hat kein Suchtpotential.

13.6 Therapie der Colitis ulcerosa und des M. Crohn

? *Frage:* Welche Medikamente setzten Sie zur Rezidivbehandlung einer Colitis ulcerosa bzw. eines M. Crohn ein?

✔ *Antwort:* Zur Rezidivprophylaxe eines M. Crohn bzw. einer Colitis ulcerosa wird Salazosulfapyridin (z.B. Azulfidine®) oder 5-Aminosalicylsäure eingesetzt. Salazosulfapyridin wird im Dickdarm in 5-Aminosalicylsäure und Sulfapyridin gespalten. 5-Aminosalicylsäure stellt den eigentlichen Wirkstoff dar, während Sulfapyridin nur als Carrier fungiert und für die Nebenwirkungen verantwortlich ist (Sulfonamidderivat!). Aus dieser Erkenntnis ergab sich die Entwicklung neuer Medikamente, die ausschließlich 5-Aminosalicylsäure enthalten und deshalb vorgezogen werden sollten. Beispiele hierfür sind Mesalazin (z.B. Salofalk®), das jedoch in spezieller Galenik angeboten werden muß, da es sonst bereits im Dünndarm resorbiert würde sowie Olsalazin (z.B. Dipentum®), ein 5-Aminosalicylsäure-prodrug, das im Dickdarm mikrobiell zu 2 Molekülen 5-Aminosalicylsäure gespalten wird.

Bem.: Salazosulfapyridin ist bei einer Begleitarthritis das Mittel der Wahl.

? *Frage:* Welche Medikamente setzen Sie bei einem akuten schweren Schub einer Colitis ulcerosa bzw. des M. Crohn ein?

✔ *Antwort:* Zur Behandlung des akuten Schubs einer Colitis ulcerosa bzw. des M. Crohn werden *Salazosulfapyridin oder 5-Aminosalicylsäure und Glukokortikoide* eingesetzt.

Bei alleinigem Befall des Rektums oder Rektosigmoids werden vorzugsweise Glukokortikoide als Klysma oder Suppositorium verwendet. Bei M. Crohn mit Dünndarmbefall werden grundsätzlich Glukokortikoide appliziert.

14. Störungen des Wasser- und Elektrolythaushaltes

14.1 Elektrolytstörungen

? *Frage:* Welche Ursachen können zur Hyperkaliämie führen?

✔ *Antwort:* Als Ursache einer Hyperkaliämie kommt in Frage:
- Niereninsuffizienz bei gleichzeitig erhöhter Kaliumzufuhr, z.B. in Form von Bananen
- Nebennierenrindeninsuffizienz (M. Addison)
- Transmineralisation bei Azidose
- Hämolyse/Myolyse.

Bem.: Hyperkaliämie-Artefakte können durch zu langes Stauen bei der Blutabnahme entstehen.

? *Frage:* Welche Medikamente können eine Hyperkaliämie hervorrufen?

✔ *Antwort:* Wichtige Medikamente, die eine Hyperkaliämie verursachen können, sind:
- Kaliumsparende Diuretika wie Amilorid, Triamteren und der Aldosteronantagonist Spironolacton
- ACE-Hemmer z.B. Captopril
- Nicht-steroidale Antiphlogistika z.B. Ibuprofen
- Orale Antidiabetika vom Biguanidtyp wie z.B. Metformin
- Cholesterinsynthese-Hemmer wie z.B. Lovastatin

- Kaliumhaltige Lösungen, z.B. Antibiotika oder Rehydratationslösungen
- Erythropoetin
- Suxamethonium.

? *Frage:* Welche Therapiemaßnahmen werden Sie bei einer 80jährigen Patientin mit einer Hyperkaliämie von 5,8 mmol/l ergreifen?

✔ *Antwort:* Bei einer mäßigen Hyperkaliämie mit einem Serumspiegel kleiner 6 mmol/l versucht man, sofern keine Ursache gefunden wird, mit kaliumarmer Diät und oralen Kaliumaustauschern (z.B. Antikalium®) den Kaliumspiegel zu senken.

Bem.: Bei einer kaliumarmen Diät müssen Bananen, Aprikosen und Dörrobst gemieden werden.

? *Frage:* Wie fahren Sie mit Ihrer Therapie fort, wenn der Kaliumspiegel weiter ansteigt?

✔ *Antwort:* Steigt der Kaliumspiegel an und finden sich EKG-Veränderungen, infundiert man 200 ml 20 %ige *Glucose* und 20 IE *Altinsulin* über 30 min. Dies reduziert den Kaliumspiegel um ca. 1 mmol/l.

Die Wirkung setzt schneller ein, wenn man über 20 min 50-200 ml 4,2%iges *Natrium-Bikarbonat* infundiert, da bei einer Alkalisierung der Kaliumspiegel sinkt.

Antagonisten des Kaliums wie Kalzium, z.B. 20 ml 10%iges Kalzium-Gluconat, zeigen oft wenige Minuten nach der Injektion im EKG sichtbare Wirkungen.

Bei bestehender Niereninsuffizienz führt man eine forcierte Diurese mit 500 mg Furosemid (z.B. Lasix®) durch.

Die schnellste und wirksamste Maßnahme bei drohendem Kreislaufstillstand ist die Hämo- oder Peritonealdialyse.

? *Frage:* Ab welchem Serumspiegel sind Hyperkaliämien lebensbedrohlich?

✔ *Antwort:* Ab einem Serumspiegel von 6,5-7 mmol/l sind Hyperkaliämien lebensbedrohlich.

? *Frage:* Warum verabreichen Sie Insulin und Glucose, um eine Hyperkaliämie zu behandeln?

✔ *Antwort:* Durch Insulin wird Kalium gemeinsam mit Glucose in die Zellen eingeschleust. Intrazellulär wird Kalium beim Glykogenaufbau gebunden. Die Zufuhr von Glucose ist auch deshalb günstig, da der endogene Proteinabbau und somit eine weitere Erhöhung des Kaliumspiegels vermieden wird.

? *Frage:* Welche Möglichkeiten stehen Ihnen zur Behandlung einer Hypokaliämie zur Verfügung?

✔ *Antwort:* Eine leichte Hypokaliämie bessert sich meist durch *kaliumreiche Kost.* Stärker ausgeprägte Hypokaliämien werden mit oralen Kaliumsalzen behandelt. Dafür verabreicht man am besten *Kalium-Brausetabletten* mit viel Flüssigkeit zu den Mahlzeiten, da Kalium in Tablettenform zu Dünndarmulcera führen kann.

Bei Paralysen und ausgeprägten EKG-Zeichen gibt man *Kalium über Perfusor.*

? *Frage:* Warum darf Kalium nicht zu schnell infundiert werden?

✔ *Antwort:* Wird Kalium intravenös verabreicht, dürfen 20 mmol/h nicht überschritten werden, da es sonst zu Herzrhythmusstörungen und Kammerflimmern kommen kann.

? *Frage:* Ein Patient, der wegen einer langjährigen Leberzirrhose an einem Ascites leidet, ist hypokaliämisch. Wie wollen Sie den Kaliumspiegel anheben?

✔ *Antwort:* Es handelt sich hier um eine Hypokaliämie aufgrund eines sekundären Hyperaldosteronismus. In diesem Fall läßt sich der Kaliummangel nicht ausreichend durch Kalium-Gaben substituieren. Aldosteronantagonisten wie *Spironolacton* (z.B. Aldactone®) sind hier Mittel der Wahl.

? *Frage:* Ein 58jähriger Patient leidet unter einer tumorinduzierten Hyperkalzämie. Wie behandeln Sie?

✔ *Antwort:* Symptomatisch läßt sich eine Hyperkalzämie folgendermaßen beheben:
- Forcierte Diurese mit *Furosemid* i.v. und 0,9 %iger Kochsalzlösung. Da die Patienten meist exsikkiert sind, ist eine positive Flüssigkeitsbilanzierung *(Rehydrierung)* notwendig.
- *Bisphosphonate,* die heute Mittel der Wahl bei schwerer Hyperkalzämie sind. Mit einer kalziumsenkenden Wirkung ist nach ca. 2 Tagen zu rechnen
- *Calcitonin,* das rasch in seiner Wirkung einsetzt, aber nicht lange anhält
- *Glukokortikoide*

- *Mithramycin,* ein den Kalziumspiegel senkendes Zytostatikum, das wegen seiner Toxizität nur bei Therapieresistenz und Tumorhyperkalzämie verwendet wird
- *Hämodialyse.*

Bem.: *Bisphosphonate wie Etidronsäure (z.B. Diphos®) oder Clodronsäure (z.B. Ostac®) sind stabile, wirksame Analoga der Pyrophosphate. Durch Hemmung der Osteoklasten führen sie zu verminderter Knochenresorption. In hoher Dosierung kann es zur Hemmung der Mineralisation kommen.*

? *Frage:* Warum werden Glukokortikoide bei Hyperkalzämie eingesetzt?

✔ *Antwort:* Glukokortikoide haben eine Vitamin-D-antagonistische Wirkung und senken daher den Kalziumspiegel. Sie sind deshalb bei allen Vitamin-D-vermittelten Hyperkalzämieformen wirksam. So wird beispielsweise bei granulomatösen Erkrankungen wie Sarkoidose 1,25-Dihydroxy-Cholecalciferol $(1,25\text{-}(OH)_2D_3)$ ektopisch produziert. Durch Glukokortikoide kann die extrarenale $1,25(OH)_2D_3$-Synthese gehemmt werden.

? *Frage:* Warum verwenden Sie bei einer Hyperkalzämie Furosemid und setzen kein Thiaziddiuretikum ein?

✔ *Antwort:* Furosemid führt im Gegensatz zu den Thiaziddiuretika, die den Kalziumspiegel erhöhen, zu einer vermehrten renalen Kalziumausscheidung.

14.2 Störungen des Säure-Basen-Haushalts

? *Frage:* Ein Patient mit einer stark ausgeprägten metabolischen Azidose mit pH 7,0 wird auf Ihre Station eingeliefert. Was ist zu tun?

✔ *Antwort:* Zunächst muß man nach den Ursachen der metabolischen Azidose fahnden wie Diabetes mellitus, Urämie oder Schock, deren Beseitigung auch die Azidose behebt. Nur wenn der pH-Wert sehr stark abgesunken ist wie in diesem Fall, d.h. auf pH-Werte < 7,2, wird mit 8,4 %iger Bicarbonat-Lösung gepuffert. Der Bedarf an Bicarbonat läßt sich abschätzen nach der Formel: negativer BE (base excess) x 0,3 x kg KG.

? *Frage:* Wie therapieren Sie eine metabolische Alkalose?

✔ *Antwort:* Im Vordergrund steht die Therapie der auslösenden Ursachen. Da durch Erbrechen meist eine hypochlorämische Alkalose vorliegt, infundiert man *isotone* Natriumchlorid-Lösung und substituiert *Kalium,* da eine Alkalose meist mit einer Hypokaliämie verbunden ist. Diuretika setzt man wegen ihrer hypokaliämischen und daher alkalisierenden Wirkung ab. Nur in seltenen Fällen wird eine Pufferung mit *Argininhydrochlorid* notwendig.

14.3 Diuretika

? *Frage:* Bei einem Patienten kommt es zu einem akuten Nierenversagen mit Anurie und ansteigenden Retentionswerten. Wie wollen Sie behandeln?

✔ *Antwort:* Primär muß versucht werden, die auslösende Grundkrankheit zu beheben. Um die Diurese zu steigern, kann man hochdosiert bis zu 2 g pro Tag Furosemid (z.B. Lasix®) verabreichen. Zusätzlich wird Dopamin über Perfusor gegeben, um die Nierendurchblutung zu verbessern. Greifen diese Maßnahmen nicht, sollte bei zunehmender Überwässerung und konservativ nicht mehr zu beherrschenden Elektrolyt- und Azidosewerten dialysiert werden.

? *Frage:* Warum setzen Sie bei akutem Nierenversagen Furosemid und kein Thiaziddiuretikum ein?

✔ *Antwort:* Schleifendiuretika wie Furosemid sind wegen der Hemmung der Natrium-Resorption am aufsteigenden Schenkel der Henleschen Schleife stark wirksame Diuretika. Mit Schleifendiuretika läßt sich solange eine Diurese hervorrufen, wie noch eine geringe Urinmenge ausgeschieden wird. Selbst bei einer glomerulären Filtrationsrate (GFR) von 5 ml/min oder Kreatininwerten >10 mg/dl läßt sich die Diurese noch steigern.
Thiaziddiuretika hingegen sind ab einer GFR von 20 ml/min nicht mehr wirksam. Im Gegensatz zu Schleifendiuretika nimmt die Ausscheidung von Kalzium- und Phosphationen ab. Auch wird die GFR durch Thiaziddiuretika, vor allem zu Behandlungsbeginn, reduziert.

? *Frage:* Einem 40jährigen Patienten, der unter anderem ein Aminoglykosid-Antibiotikum erhält, soll zusätzlich Furosemid appliziert werden. Auf welche Interaktionen müssen Sie achten?

✔ *Antwort:* Zusammen mit Aminoglykosid-Antibiotika, Cephalosporinen oder Cisplatin steigt die *Nephrotoxizität* des Furosemids an. In Kombination mit Aminoglykosid-Antibiotika nimmt auch die *Ototoxizität* zu.

? *Frage:* Welche Diuretika setzen Sie bei Ödemen im Rahmen einer chronischen Herzinsuffizienz bevorzugt ein?

✔ *Antwort:* Bei chronischer Herzinsuffizienz steht primär die Therapie mit Herzglykosiden im Vordergrund. Ergänzt wird die Therapie durch Thiaziddiuretika. Hier reichen diese schwächer wirksamen Diuretika aus, solange kein akut bedrohlicher Zustand vorliegt.

? *Frage:* Ein 73jähriger Patient entwickelt nach einem rechtsseitigen Apoplex ein im CT nachweisbares Ödem. Welche Medikation schlagen Sie vor?

✔ *Antwort:* Zur Hirnödemtherapie werden folgende Medikamente eingesetzt:
- *Hyperosmolare Substanzen* z.B. Mannit 20 %, Sorbit 40 % und Glycerol 10 %. Durch den Aufbau eines Konzentrationsgefälles wird hierdurch dem Hirngewebe Wasser entzogen
- Glukokortikoide: Sie senken die Liquorproduktion und vermindern die Gefäßpermeabilität bei vasogenem Ödem.

? *Frage:* Welche Probleme können bei der Infusion hyperosmolarer Substanzen auftreten?

✔ *Antwort:* Hyperosmolare Substanzen dürfen nur eingesetzt werden, wenn die Filtrationsleistung der Nieren normal ist, da es sonst zur Retention kommt. Diese kann zu einer Überwässerung sowie paradoxen Reaktionen auf das Hirnödem führen. Auch bei geschädigter Blut-Hirn-Schranke kann es durch Ansammlung der hyperosmolaren Substanzen im Hirngewebe zu einer Verschlechterung des Zustands kommen.

? *Frage:* Sie werden nachts zu einem Patienten mit akutem Glaukomanfall gerufen. Wie gehen Sie vor?

✔ *Antwort:* Bevor der Patient in die Klinik eingeliefert wird, gibt man 500 mg *Acetazolamid* (z.B. Diamox®) i.v. sowie 1 %ige *Pilocarpin*-Tropfen alle 10 min über 1 h lang.

Bei Acetazolamid handelt es sich um einen Carboanhydrasehemmer, der die Kammerwasserproduktion senkt. Pilocarpin verbessert als Miotikum den Kammerwasserabfluß. Evtl. kann man zur Drucksenkung den Patienten 20 ml *Alkohol*, z.B. einen Weinbrand, trinken lassen. Bei Schmerzen gibt man *Pethidin* (z.B. Dolantin®). Bessert sich innerhalb von 3 h der Zustand des Patienten nicht, läßt man ihn *Glycerin* mit Zitronensaft trinken. Reagiert der Patient auf Glycerin mit Erbrechen, verabreicht man eine 20 %ige *Mannit*infusion.

Bem.: *Der Zitronensaft als Zusatz zum Glycerin dient nur zur Geschmacksverbesserung.*

15. Antiinfektiöse Therapie

15.1 Penicilline

? *Frage:* Können Sie Beispiele für Schmal-spektrumpenicilline nennen?

✔ *Antwort:* Wichtige Vertreter der Schmal-spektrumpenicilline sind:

- Penicillin G (Benzylpenicillin, das nicht säurestabil ist, und daher nur parenteral angewendet werden kann
- Oralpenicilline ohne Penicillinase-Festig-keit
- Penicillin V (Phenoxymethylpenicillin), (z.B. Ospen®)
- Propicillin (z.B. Baycillin®)

? *Frage:* Welche Penicilline setzen Sie ge-gen Staphylokokkeninfektionen ein?

✔ *Antwort:* Gegen Penicillinase bildende Staphylokokken werden spezielle *Penicil-linase-feste Penicilline* eingesetzt. Sie sind wegen ihrer Säurestabilität auch oral anwendbar.

Beispiele sind
- Oxacillin (z.B. Stapenor®)
- Dicloxacillin (z.B. Dichlor-Stapenor®)
- Flucloxacillin (z.B. Staphylex®)

? *Frage:* Welche Penicilline zeigen ein er-weitertes Wirkungsspektrum?

✔ *Antwort:* Penicilline mit erweitertem Wir-kungsspektrum sind:

- *Aminopenicilline*, die oral und parenteral anwendbar sind, z.B.
  - Ampicillin (Binotal®)
  - Amoxicillin (Amoxypen®), das oral bes-ser resorbiert wird als Ampicillin
- *Carboxypenicilline*, die bis auf Ausnah-men nur parenteral anwendbar sind, z.B.
  - Carindacillin (Carindapen®), das auch oral gegeben werden kann
  - Ticaricillin (Aerugipen®)
  - Temocillin (Temopen®)
- *Acylaminopenicilline*, die nicht säure-sta-bil und daher nur parenteral anwendbar sind z.B.
  - Azlocillin (Securopen®)
  - Mezlocillin (Baypen®)
  - Piperacillin (Pipril®)
  - Apalcillin (Lumota®)

? *Frage:* Welchen Wirkungsmechanismus hat Penicillin G?

✔ *Antwort:* Penicillin wirkt auf proliferie-rende Keime bakterizid.

Bakterien besitzen eine Zellwand, deren Grundgerüst das Murein darstellt. Mu-rein setzt sich aus Polysaccharid-Strän-gen zusammen, die über kurze Peptid-brücken quervernetzt sind. Penicillin wirkt über eine Hemmung der D-Alanin-Transpeptidase dieser Quervernetzung entgegen. Dies führt zur osmotischen Instabilität der Zelle. Weiterhin sollen bei der vollständigen Lyse der Bakterien Penicillin-aktivierte autolytische Enzyme eine Rolle spielen.

? *Frage:* Mit welchen Nebenwirkungen müssen Sie bei Penicillin G rechnen?

✔ *Antwort:* Die Nebenwirkungen von Penicillin G sind
- Penicillin-Allergie (bis zu 5 %) mit Pruritus, Urticaria bis hin zum anaphylaktischen Schock sowie Exantheme und hämolytische Anämie
- NeurologischeNebenwirkungen: Krampfanfälle bei einer hohen Dosierung von 20-30 Millionen E/Tag bzw. bei Niereninsuffizienz, da Penicillin GABA-antagonistisch ist
- Herxheimer-Reaktion, z.B. bei einer Luesbehandlung durch raschen Zelltod und dadurch massiver Freisetzung von Endotoxinen. Es treten Fieber, Schüttelfrost und Schockgefahr auf.

Trotz dieser Nebenwirkungen zählt Penicillin G zu den am besten verträglichen Antibiotika.

? *Frage:* Können Sie den Wirkungsbereich von Benzylpenicillin skizzieren?

✔ *Antwort:* Benzylpenicillin ist gegen folgende Bakterien wirksam:
- Grampositive Kokken wie Streptokokken, Pneumokokken, Penicillinase-negative Staphylokokken.
- Grampositive Stäbchen wie z.B. Corynebakterium diphtheriae, Clostridium tetani und Bacillus anthracis (Milzbranderreger), Listerien
- Gramnegative Kokken wie Neisseria gonorrhoeae (Syn.: Gonokokken), Neisseria meningitidis (Syn.: Meningokokken)
- Spirochäten wie Treponema pallidum (Syphilis), Leptospiren (M.Weil), Borrelien wie B. burgdorferi (Lyme-Disease), B. recurrentis und B. duttonii (Rückfallfieber) sowie B. vincenti mit Fusobakterium fusiforme (Angina Plaut-Vincenti)
- Actinomyceten.

Bem.: *Enterokokken (Streptokokken der Gruppe D) sind resistent gegen Benzylpenicillin.*

? *Frage:* Ist es sinnvoll, bei einer akuten Pyelonephritis Penicillin G zu verabreichen ?

✔ *Antwort:* Nein. 50-70 % der parenteral verabreichten Dosis werden zwar in antimikrobiell wirksamer Dosis über die Nieren ausgeschieden und wären damit prinzipiell zur Bekämpfung einer Pyelonephritis geeignet. Das Erregerspektrum der akuten Pyelonephritis umfaßt jedoch Bakterien, die klassischerweise gegenüber Penicillin G resistent sind.

Es herrschen überwiegend Monoinfektionen mit E. coli vor, andere häufige Erreger sind Klebsiellen, Proteus, Pseudomonas und Enterokokken. Von den Penicillinen sind deshalb Ampicillin, bzw. bei Pseudomonas/Proteus-Infektionen Azlocillin und Piperacillin geeignet.

Bem.:

Erreger im Blasenpunktat	Häufigkeit bei Pyelonephritis (%)
E. coli	60
Klebsiella	13
Proteus	11
Pseudomonas	5
Enterokokken	5

? *Frage:* Welche Vorteile zeigt Amoxicillin (z.B. Amoxypen®) gegenüber Ampicillin (z.B. Binotal®)?

✔ *Antwort:* Obwohl *Ampicillin* säurestabil ist, liegt die *Resorptionsquote* nur bei ca. *40 %*. Durch gleichzeitige Nahrungsaufnahme nimmt die Resorptionsquote weiter ab. Nach oraler Gabe treten häufig *gastrointestinale Störungen* auf aufgrund der langen Verweildauer im Darm. Ebenso wie bei Clindamycin kann es durch Überwuchern von Clostridium difficile zur *pseudomembranösen Colitis* kommen. Darüberhinaus kommt es bei der Applikation von Ampicillin in 5-20 % der Fälle zum Ausbruch eines *makulösen Exanthems*.

Der wichtigste Unterschied von *Amoxicillin* gegenüber Ampicillin ist seine *fast vollständige, nahrungsunabhängige Resorption*. Dadurch nehmen die gastrointestinalen Störungen drastisch ab.

Zur oralen Behandlung sollte daher wegen seiner besseren Resorption Amoxicillin vorgezogen werden. Alternativ können Ampicillinester wie Pivampicillin und Bacampicillin eingesetzt werden, die im Vergleich zu Ampicillin ebenfalls fast vollständig resorbiert werden.

Nach parenteraler Applikation unterscheiden sich Ampicillin und Amoxicillin nicht und zeigen das gleiche Wirkungsspektrum.

? *Frage:* Weshalb ist Ampicillin bei infektiöser Mononukleose kontraindiziert?

✔ *Antwort:* Da die infektiöse Mononukleose eine durch *Epstein-Barr-Viren* hervorgerufene Erkrankung ist, sind prinzipiell keine Antibiotika indiziert. Wird dennoch Ampicillin appliziert, tritt während oder bis zu 10 Tagen nach der Behandlung zu fast *100 %* ein *makulöses Exanthem* auf, weswegen diese Erkrankung eine Kontraindikation darstellt. Das Exanthem kann allerdings trotz Therapieweiterführung wieder verschwinden.

? *Frage:* Welche weiteren β-Lactam-Antibiotika kennen Sie außer den Penicillinen?

✔ *Antwort:* Zu den β-Lactam-Antibiotika zählen außerdem:
- Monobactame, z.B. Aztreonam (Azaktam®)
- Carbapeneme, z.B. Imipenem
- Cephalosporine.

? *Frage:* Können Sie kurz die Einsatzmöglichkeiten von Aztreonam skizzieren?

✔ *Antwort:* Das Wirkungsspektrum von Aztreonam umfaßt gramnegative Bakterien, also z.B. Enterobakterien, Pseudomonas und Serratia. Es ist nur parenteral applizierbar, zeigt eine geringe Nebenwirkungsrate, wobei es keine Kreuzreaktionen zu Penicillinen/Cephalosporinen aufweist.

15.2 β-Lactamase-Hemmstoffe

? *Frage:* Wie wirken β-Lactamase-Hemmstoffe?

✔ *Antwort:* Zu den β-Lactamase-Hemmstoffen gehören Clavulansäure und Sulbactam, die beide eine β-Lactamstruktur aufweisen und selbst schwach antimikrobiell wirksam sind. Clavulansäure bzw. Sulbactam werden an die β-Lactamase gebunden und nur relativ langsam hydrolysiert, so daß das Enzym vorübergehend blockiert ist. β-Lactamase-Hemmstoffe erweitern somit das Wirkungsspektrum von β-Lactam-Antibiotika. Wegen ihrer β-Lactamase-Produktion resistente Erreger werden durch den Zusatz eines β-Lactamase-Hemmstoffs sensibel.

Feste Kombinationen sind
- Amoxicillin + Clavulansäure (z.B. Augmentan®)
- Ticarcillin + Clavulansäure (z.B. Betabactyl®)
- Ampicillin + Sulbactam (z.B. Unacid®).

Bem.: *Neuerdings liegt Sulbactam (z.B. Combactam®) als mit Mezlocillin, Piperacillin, Cefotaxim und Cefoperazon frei kombinierbarer β-Lactamase-Hemmstoff vor.*

? **Frage:** Bestehen Unterschiede zwischen Sulbactam und Clavulansäure?

✔ **Antwort:** Sulbactam kann im Gegensatz zu Clavulansäure nur parenteral verabreicht werden und hemmt die β-Lactamase schwächer als Clavulansäure.

15.3 Imipenem

? **Frage:** Warum kombiniert man Imipenem mit Cilastatin?

✔ **Antwort:** Imipenem wirkt bakterizid und hat ein sehr breites Wirkungsspektrum. Nachteilig ist jedoch, daß Imipenem durch renale Dipeptidasen abgebaut wird. Dieser Abbau wird durch den Zusatz von Cilastatin, einem kompetitiven Hemmstoff der Dipeptidase, verhindert. Durch Cilastatin wird gleichzeitig auch die Nephrotoxizität des Imipenem gemindert. Die fixe Kombination von Imipenem und Cilastatin ist unter dem Namen Zienam® auf dem Markt. Zienam® wird bei schweren und schwersten Infektionen nach Versagen von Penicillinen/Cephalosporinen angewendet.

Bem.: *Wirkungsspektrum: grampositive Bakterien (inclusive Staph. aureus, Enterokokken), gramnegative Bakterien (inclusive der mei-*

sten Pseudomonaden-Stämme) sowie Anaerobier (inclusive Bacteroides fragilis).

15.4 Cephalosporine

? **Frage:** Können Sie das Wirkungsspektrum der Cephalosporine skizzieren?

✔ **Antwort:**
Cephalosporine der I. Generation:
- Basiscephalosporine, z.B. Cefalotin (Cepovenin®) weisen ein ähnliches Spektrum auf wie Ampicillin, sind aber außerdem gegen β-Lactamase-bildende Staphylokokken wirksam. Gegen Enterokokken besteht Resistenz

Cephalosporine der II. Generation:
- Übergangscephalosporine, z.B. Cefmandol (Mandokef®), Cefotiam (Spizef®) besitzen zusätzlich ein erweitertes Spektrum im gramnegativen Bereich

Cephalosporine der III. Generation:
- Anaerobiercephalosporine, z.B. Latamoxef (Moxalactam®)
- Breitspektrumcephalosporine, z.B. Cefotaxim (Claforan®) oder Ceftazidim (Fortum®), das besonders stark gegen Pseudomonas aeruginosa wirkt.

? **Frage:** Bei einer Patientin, die nach einer Bauch-OP auf der Intensivstation liegt, tritt ein plötzlicher Quickabfall mit Blutungsneigung sowie ein Transaminasenanstieg auf.

Die Patientin erhält folgende Medikamente:
- Piritramid (z.B. Dipidolor®) nach Bedarf
- Latamoxef (z.B. Monolactam®)
- Ceftazidim (z.B. Fortum®).

? *Frage:* Durch welches Medikament wurde die Blutungsneigung wohl verursacht?

✔ *Antwort:* Cephalosporine, die einen N-Methylthiotetrazolring als Seitenkette enthalten wie Latamoxef, führen durch eine Interaktion mit Vit.-K bevorzugt bei parenteraler Ernährung mit Vitamin-K-Mangel zu Blutgerinnungsstörungen mit Quickwertabfall. Bei Gabe von Latamoxef sollte daher der Quickwert engmaschig kontrolliert werden, gegebenenfalls ist eine prophylaktische Gabe von Vit. K zu erwägen. Auch transitorische Transaminasenerhöhungen können durch Cephalosporine verursacht werden.

? *Frage:* Sie verschreiben einem Patienten ein Cephalosporin. Mit welchen Nebenwirkungen ist zu rechnen?

✔ *Antwort*
- Nephrotoxizität, vor allem in Kombination mit Aminoglykosiden, Gyrasehemmern und Furosemid
- Allergie (3 %). Häufig besteht Kreuzallergie mit Penicillinen!
- Gastrointestinale Störungen
- Thrombophlebitis, Schmerzen nach i.v. -Injektion
- transitorische Transaminasenerhöhung
- Leukopenie, Thrombopenie.Bei einigen Vertretern dieser Gattung treten Blutungsneigung und Alkoholintoleranz auf.

15.5 Aminoglykoside

? *Frage:* Können Sie Aminoglykoside bei einer typischen Streptokokkenerkrankung wie beim rheumatischen Fieber einsetzen?

✔ *Antwort:* Nein, da die meisten Streptokokkenspezies inclusive Enterokokken gegen Aminoglykoside resistent sind. Die neueren Aminoglykoside wie Gentamicin (z.B. Duragentamicin®) sind hauptsächlich wirksam gegen Staphylokokken und gramnegative Bakterien, inclusive Pseudomonas.

Bem.: *Aminoglykoside wirken nur auf extrazellulär gelegene Keime, nicht auf Mykoplasmen und obligat intracelluläre Erreger wie Chlamydien und Rickettsien.*

? *Frage:* Können Aminoglykoside oral appliziert werden?

✔ *Antwort:* Aminoglykoside sind stark hydrophile Substanzen und werden als solche von Haut und Schleimhaut nicht resorbiert. Für die systemische Applikation müssen Aminoglykoside also parenteral verabreicht werden. Die fehlende Resorption macht man sich bei der Lokaltherapie von Haut/Schleimhaut sowie Ohren- und Augeninfektionen zunutze. Beispielsweise werden Neomycin (z.B. Bykomycin®) und Paromomycin (z.B. Humatin®) zur Darmsterilisation, z.B. vor Dickdarm-OPs sowie zur Senkung der Ammoniakbildung durch Bakterien bei Leberzirrhose, verwendet.

Bem.: *Bei Niereninsuffizienz oder schwerer Schleimhautschädigung kann es auch bei Neomycin und Paromomycin durch minimale Resorption zu Nebenwirkungen kommen.*

? *Frage:* Wann setzen Sie Aminoglykoside systemisch ein?

✔ *Antwort:* Aufgrund ihrer schweren Nebenwirkungen wie Ototoxizität und Nephrotoxizität werden Aminoglykoside nur bei schweren Infektionen und stets in Kombination mit anderen Antibiotika eingesetzt. Meist werden Aminoglykoside mit einem Penicillin kombiniert. Der Vorteil gegenüber der Monotherapie besteht darin, daß Penicilline durch die Zellwandschädigung die Penetration von Aminoglykosiden in die Bakterienzelle fördern.

Bem.: Aminoglykoside dürfen nicht zusammen mit β-Lactam-Antibiotika in einer Spritze aufgezogen werden, da es sonst zur gegenseitigen Inaktivierung kommt.

? *Frage:* Gegen welche Keime können Aminoglykoside eingesetzt werden?

✔ *Antwort:* Aminoglykoside sind empfindlich gegen gramnegative Keime, auch Pseudomonas, sowie Staphylokokken. Resistenzen bestehen bei Streptokokken, Pneumokokken und Anaerobiern sowie Listerien, Chlamydien und Mykoplasmen.

? *Frage:* Einem Patienten, der wegen einer komplizierten Harnwegsinfektion Azlocillin und Gentamicin einnimmt, wird bei einer Intubationsnarkose Succinylcholin (z.B. Lysthenon®) verabreicht. Kurz darauf zeigt der Patient die Zeichen einer Atemlähmung. Was kann passiert sein?

✔ *Antwort:* Aminoglykoside wie Gentamicin verursachen eine neuromuskuläre Blockade, die durch Muskelrelaxantien wie Succinylcholin verstärkt werden und zu schweren Zwischenfällen führen kann. Als Differentialdiagnose kommt ein genetischer Defekt der Cholinesterase in Frage. Durch die normale Cholinesterase wird Succinylcholin rasch abgebaut, während bei Patienten mit atypischer Cholinesterase eine lang anhaltende Apnoe auftritt.

Bem.: Der genetische Defekt der Cholinesterase tritt mit einer Häufigkeit von 1:1000 - 1:3000 auf.
Vor geplanten Operationen sollten Aminoglykoside rechtzeitig abgesetzt werden.

? *Frage:* Kann Gentamicin bei Harnwegsinfektionen eingesetzt werden?

✔ *Antwort:* Ja. Gentamicin wird im Körper nicht metabolisiert und unverändert renal ausgeschieden. Das Erregerspektrum der Pyelonephritiden, v.a. gramnegative Keime, wird dabei von Gentamicin abgedeckt. Gentamicin wird allerdings nur bei schweren Harnwegsinfektionen zusammen mit einem Breitspektrum-Penicillin oder einem Cephalosporin eingesetzt.

? *Frage:* Welchen speziellen Einsatzbereich weist Spectinomycin (z.B. Stanilo®) auf?

✔ *Antwort:* Spectinomycin ist ein Reserveantibiotikum bei *Gonorrhoe*. Bei Penicillin-Allergie oder Penicillin-Resistenz kann Spectinomycin eingesetzt werden. Bei unkomplizierten Fällen reicht in mehr als 90 % der Fälle eine einzige i.m.-Injektion aus, die Krankheit zu heilen. Alternativen zu Spectinomycin sind Cephalosporine und Gyrasehemmer.

Bem.: Bei Gonokokkensepsis ist Spectionmycin kontraindiziert. In diesem Fall setzt man Cephalosporine oder Tetrazykline ein.

15.6 Tetrazykline

? *Frage:* Welche typischen Indikationen für Tetrazykline sind Ihnen bekannt?

✔ *Antwort:* Tetrazykline sind indiziert bei Infektionen durch
- *Mykoplasmen*, die atypische Pneumonien (M. pneumoniae) und Urethritiden (Ureaplasma urealyticum) hervorrufen
- *Chlamydien*, den Erregern der Ornithose (C. psittaci), des Trachoms, der Nichtgonokokken-Urethritis, des Lymphogranuloma venereum sowie der Einschlußkonjunktivitis (C. trachomatis)
- *Rickettsien*, die z.B. Fleckfieber (R. prowazekii) sowie Q-Fieber (Coxiella burnetii) verursachen
- *Vibrio cholerae*
- *Yersinien,* die eine Pseudoappendizitis auslösen können (Y. pseudotuberculosis oder Y. enterocolitica)
- *Borrellien*, z.B. B. recurrentis, dem Erreger des Rückfallfiebers, und B. burgdorferi, verantwortlich für die Lyme-Disease
- *Brucellen*, die Maltafieber (B. melitensis) und M. Bang (B. abortus) hervorrufen.
Sie dienen als Reservemedikament bei:
- Syphilis (Penicillin-Allergie)
- Gonokokkensepsis und Milzbrand (Bacillus anthracis)

Bem.: Tetrazykline werden typischerweise auch in der Aknetherapie und bei akuter Exazerbation einer chronischen Bronchitis eingesetzt.

? *Frage:* Bei einem 73jährigen Patienten ist eine ambulante Tetrazyklinbehandlung zur Sanierung einer Mykoplasmen-Urethritis angezeigt. Welche Tetrazykline würden Sie empfehlen?

✔ *Antwort:* Da der Patient ambulant kommt, muß man ein oral gut resorbierbares Tetrazyklin verabreichen. Die älteren

Tetrazykline wie Tetrazyklin (z.B. Supramycin®), Oxytetracyclin (z.B. Terramycin®) und Demeclocyclin (z.B. Ledermycin®) werden nur schlecht resorbiert. Daher verordnet man die lipophileren Substanzen Doxycyclin (z.B. Vibramycin®) oder Minocyclin (z.B. Klinomycin®) mit Resorptionsquoten von ca. 90 %.

Minocyclin führt jedoch relativ häufig zu vestibulären Störungen mit Schwindel, Übelkeit und Ataxie, so daß Doxycyclin vorzuziehen ist.

Bei älteren Patienten muß außerdem stets mit einer eingeschränkten Nierenfunktion gerechnet werden. Auch bei Niereninsuffizienz sind Doxycyclin und Minocyclin geeignete Medikamente, da sie vornehmlich über die Galle bzw. intestinale Sekretion ausgeschieden werden.

? *Frage:* Ein 5jähriger Junge soll mit Tetrazyklinen behandelt werden. Sind Sie damit einverstanden?

✔ *Antwort:* Nein. Tetrazykline werden mit Kalzium komplexiert in den Knochen eingelagert, was zu einer Verkalkungsverzögerung und einer Hemmung des Knochenwachstums führt. Diese Nebenwirkung ist jedoch meist reversibel. An den Zähnen werden jedoch irreversible Schäden gesetzt. Es tritt eine

- Gelbbraunfärbung der Zähne und eine
- Hypoplasie und Hypomineralisation des Zahnschmelzes auf.

Aus diesem Grund dürfen Tetrazykline Schwangeren und Kindern unter 8 Jahren nicht verabreicht werden!

? *Frage:* Zu Ihnen kommt eine 18jährige Frau mit starker Akne vulgaris. Sie verordnen ihr ein Minocyclin-Präparat (z.B.

Klinomycin® 50). Mit welchen Nebenwirkungen müssen Sie rechnen?

✔ *Antwort*:
- Gastrointestinale Störungen mit
  - direkten Schleimhautreizungen
  - Störung der physiologischen
    Mund/Darm und Vaginalflora.
    Folge kann eine Superinfektion z.B.
    mit Candida oder eine pseudomembra-
    nöse Enterocolitis sein.
- Phototoxizität: Es treten Hautreaktionen
  mit Nagelbeteiligung (Onycholyse) nach
  Sonnen/UV-Einstrahlung auf. Deshalb
  sollte man die Patientin darauf hinweisen,
  keine Sonnenbäder zu nehmen!
- Selten treten allergische Reaktionen
  oder ein Pseudotumor cerebri mit Anstieg des intrakraniellen Drucks auf
- Speziell bei Minocyclin können reversible
  vestibuläre Störungen mit Schwindel,
  Übelkeit und Ataxie auftreten.
- Im Falle einer Schwangerschaft führt Minocyclin zur
  - reversiblen Verlangsamung des Kno-
    chenwachstums und zu
  - irreversibler Zahnschädigung.
- Ferner können Tetrazykline die Sicherheit oraler Kontrazeptiva beeinträchtigen!

? *Frage:* Ein Patient klagt über starke Ma-
genbeschwerden, Übelkeit und Erbrechen nach Einnahme von Doxycyclin
(z.B. Vibramycin®). Zur Linderung seiner Beschwerden hat der Patient ein Antazidum eingenommen. Verschreiben
Sie das Antazidum weiterhin?

✔ *Antwort:* Nein. Mehrwertige Kationen
wie Ca^{2+}, Mg^{2+} und Al^{3+}, wie sie z.B. in
Antacida und bestimmten Nahrungsmit-
teln wie Milch enthalten sind, bilden mit
Tetrazyklinen Komplexe, wodurch die
Tetrazykline inaktiviert werden. Die Resorption und damit die antimikrobielle

Wirkung nehmen weiter ab, die Schleimhaut wird nur noch stärker gereizt.

15.7 Chloramphenicol

? *Frage:* Wann setzen Sie Chloramphenicol (z.B. Leucomycin®) ein?

✔ *Antwort:* Chloramphenicol ist ein durch
Hemmung der bakteriellen Proteinsyn-
these bakteriostatisches Antibiotikum.
Wegen seiner schweren Nebenwirkungen auf das Knochenmark (Myelotoxizi-
tät) wurde seine Verwendung stark ein-
geschränkt und durch modernere, weniger nebenwirkungsreiche Antibiotika ersetzt.
Heute wichtige Indikationen von Chloramphenicol sind:

- Meningitis bei Ampicillin-resistentem
  Haemophilus influenzae. Chlorampheni-
  col ist ausgezeichnet liquorgängig!
- Typhus/Paratyphus, wenn gegen Ampicil-
  lin, Cotrimoxazol und Gyrasehemmstoffe
  Resistenz besteht
- Anaerobierinfektionen oder -abszesse,
  wenn Metronidazol oder Clindamycin
  nicht wirksam sind
- Rickettsiosen bei Kindern unter 8 Jahren,
  da hier Tetrazykline kontraindiziert sind
- Tiefe Augeninfekte.

*Bem.: Alternativ können bei Meningitis mit Ampi-
cillin-resistentem Haemophilus influenzae
Cephalosporine eingesetzt werden.*

? *Frage:* Warum ist Chloramphenicol ein
Reserveantibiotikum?

✔ *Antwort:* Chloramphenicol ist myeloto-
xisch. Es wird dabei eine dosisabhängige,
reversible von einer dosisunabhängigen,

irreversiblen Panmyelopathie unterschieden.

Daher sollte während der Therapie alle zwei Tage das Blutbild kontrolliert werden sowie die Anwendung auf 2 Wochen beschränkt bleiben.

Dosisabhängige, reversible Knochenmarkschädigung	Dosisunabhängige, irreversible Knochenmarkschädigung
•Retikulozyten sinken •Leukos sinken •Erys (Hk) sinken •Thrombos sinken •Eisen-Spiegel steigt •Eisen-Bindungskapazität sinkt (2-3 Wochen nach Absetzen des Antibiotikums reversibel)	Letalität: 50 %. Auftreten selbst bei lokaler Anwendung (Augentropfen!) möglich, da Chloramphenicol sehr gut resorbiert wird (> 80 %). Genetische Disposition wahrscheinlich. Beginn: 3-12 Wochen nach Therapiebeginn

? *Frage:* Was verstehen Sie unter einem Grey-Syndrom?

✔ *Antwort:* Ein Grey-Syndrom ist eine Chloramphenicol-Intoxikation, die bei Neugeborenen wegen ihrer noch unzureichend entwickelten Glucuronyltransferase-Aktivität auftritt. Dadurch wird Chloramphenicol nur langsam mit Glucuronsäure konjugiert und ausscheidungsfähig gemacht. Chloramphenicol kumuliert und führt zu Überdosierungserscheinungen.

Klinische Symptome:
• Aufgetriebenes Abdomen
• Erbrechen
• Atemnot
• Grau-blasse Zyanose und
• Kreislaufversagen mit einer Letalität von 40 %.

Bei extrem hohen Dosen ist ein Auftreten des Grey-Syndroms auch bei älteren Kindern oder Erwachsenen möglich.

15.8 Nitrofuran-Derivate

? *Frage:* In welchen Kompartimenten erreichen Nitrofurane wirksame Konzentrationen?

✔ *Antwort:* Nitrofurane wie Nitrofurantoin (z.B. Urolong®) werden schnell und vollständig resorbiert und zu 40 % unverändert renal eliminiert. Dabei werden durch die Konzentrierung nur im Urin, nicht aber im Blut wirksame Konzentrationen erreicht. Nitrofurane sind somit ausschließlich Harnwegstherapeutika.

? *Frage:* Ein seit 25 Jahren insulinpflichtiger 50jähriger Diabetiker soll wegen eines Harnwegsinfekts mit Nitrofurantoin (z.B. Urolong®) behandelt werden. Welche Risiken sehen Sie?

✔ *Antwort:* Mit zunehmender Erkrankungsdauer und Schwere eines Diabetes nehmen die Folgeschäden wie diabetische Nephropathie und Polyneuropathie zu, die eine Kontraindikation für Nitrofurantoin darstellen.

Bei Nitrofurantoin muß häufig (> 10 %) mit schweren Nebenwirkungen gerechnet werden wie:
• Lungenfibrose
• Leberschädigung
• Schädigung des zentralen und peripheren Nervensystems. Symptome sind
  - Kopfschmerz und Schwindel
  - Polyneuropathie und Paresen
• Störungen des hämatopoetischen Systems, z.B. hämolytische Anämie bei Neugeborenen.

Bem.: Nitrofurane sind heute zur Behandlung von Harnwegsinfekten eigentlich obsolet. Dennoch sind sie in der Praxis immer wieder anzutreffen.

15.9 Makrolide

? *Frage:* Welche typischen Indikationen für Erythromycin kennen Sie?

✔ *Antwort:* Erythromycin wird bei Penicillin-Allergie bzw. Resistenz, sowie bei Tetrazyklin-Resistenz eingesetzt. Erythromycin ist Mittel der Wahl bei folgenden Erkrankungen:

- Mykoplasmen oder Legionellen-Pneumonie
- Keuchhusten, der durch Bordetella pertussis hervorgerufen wird
- Bei Chlamydieninfektionen als Alternative zu Tetrazyklinen
- Bei Campylobacter jejuni-Enteritis, falls hier überhaupt eine antibiotische Behandlung notwendig wird.

Bem.: Weitere neuere Vertreter der Makrolid-Antibiotika sind Roxythromycin (z.B. Rulid®) und Clarithromycin (z.B. Klacid®).

? *Frage:* Wie beurteilen Sie Erythromycin hinsichtlich seiner unerwünschten Wirkungen?

✔ *Antwort:* Erythromycin ist hinsichtlich unerwünschter Wirkungen eines der sichersten Antibiotika, so daß es sogar in der Schwangerschaft verabreicht werden kann.

Als Nebenwirkungen können auftreten:
- Gastrointestinale Störungen
- Überempfindlichkeitsreaktionen
- Leberschädigung, v.a. als allergische intrahepatische Cholestase

- Selten Ototoxizität mit Tinnitus und vorübergehender Taubheit.

? *Frage:* Wann wird Spiramycin (z.B. Rovamycine®) eingesetzt?

✔ *Antwort:* Spiramycin kann als Alternative zu Pyrimethamin+Sulfadiazin bei Toxoplasmose während der Schwangerschaft oder bei AIDS-Patienten gegeben werden.

15.10 Gyrasehemmer (Chinolone)

? *Frage:* Können Sie den Begriff Gyrasehemmer erklären?

✔ *Antwort:* Gyrasehemmer greifen an einem bakterienspezifischen Enzym, der sogenannten DNA-Gyrase an. Dieses Enzym löst Zucker- und Phosphatbindungen in den DNA-Einzelsträngen, damit sich die DNA für die Ruhephase in eine kompakte Form verdrillen kann.

Die DNA-Gyrase ist wesentlich für:
- Replikation
- Transkription
- Rekombination und
- DNA-Reparatur.

Kann die DNA nicht verdrillt werden, erlahmt der gesamte Stoffwechsel. Somit wirken Gyrasehemmer bakterizid.

Bem.: Diese Verdrillung bezeichnet man auch als Supercoiling.

? *Frage:* Wie verteilen sich Gyrasehemmer im Gewebe?

✔ *Antwort:* Gyrasehemmer lassen sich in 2 Klassen untergliedern:

- Ältere Gyrasehemmer der 1. Generation und
- Neuere Gyrasehemmer der 2. Generation.

Die älteren Gyrasehemmer zeigen eine schlechte Gewebeverteilung. Nur in den ableitenden Harnwegen erreichen sie wirksame Konzentrationen. Die neueren Gyrasehemmer weisen eine sehr gute Gewebepenetration auf. Die höchsten Gewebekonzentrationen werden in Lunge, Bronchialschleimhaut und Pleuraexsudat erreicht, gefolgt von Prostata, Haut, Tonsillen und Knochen.

? *Frage:* Können Sie Beispiele für Gyrasehemmer der 1. und 2. Generation nennen?

✔ *Antwort:* Beispiele für Gyrasehemmer

Gyrasehemmer der 1. Generation	Gyrasehemmer der 2. Generation
Nalidixinsäure (z.B. Nogram®) Cinoxacin (z.B. Cinobactin®) Pipemidsäure (z.B. Deblaston®)	Norfloxacin (z.B. Barazan®) Ciprofloxacin (z.B. Ciprobay®) Ofloxacin (z.B. Tarivid®) Enoxacin (z.B. Gyramid®)

? *Frage:* Können mit Gyrasehemmern auch Pseudomonaden erfaßt werden?

✔ *Antwort:* Bei den älteren Gyrasehemmern war nur die Pipemidsäure gegen Pseudomonaden wirksam. Die neueren Gyrasehemmer zeigen ein breites Spektrum im gramnegativen Bereich, einschließlich Pseudomonas und Salmonellen, sowie im grampositiven Bereich, inclusive Staphylokokken. Zusätzlich umfaßt das Wirkungsspektrum Mykoplasmen, Chlamydien und Legionellen. Gegen Pneumokokken sind Gyrasehemmer nur mäßig wirksam, ebenso sind sie ungeeignet für Anaerobier und Treponemen.

Bem.: Ciprofloxacin und Ofloxacin werden außerdem gegen Mykobakteriosen als Reservemittel angewendet.

? *Frage:* Ihnen wird ein 10jähriger Junge mit Grand-mal-Anfällen in der Anamnese vorgestellt. Er bekommt wegen einer Harnwegsinfektion Ciprofloxacin (Ciprobay®) verschrieben. Was halten Sie davon?

✔ *Antwort:* Bei diesem Patienten sind zwei Kontraindikationen für Ciprofloxacin zu erkennen:

- ZNS-Störungen, hier die positive Anfallsanamnese. Gyrasehemmer erhöhen zusätzlich die Krampfbereitschaft
- Bei Kindern und Jugendlichen dürfen Gyrasehemmer wegen eventueller Gelenk- und Knorpelschäden nicht angewendet werden.

Bem.: Weitere Kontraindikationen:

- *Überempfindlichkeit*
- *Schwangerschaft und Stillzeit (Knorpelschäden!).*

  Nicht bei gestörter Nierenfunktion einsetzen!

? *Frage:* Welche Nebenwirkungen können bei der Anwendung von Gyrasehemmern auftreten?

✔ *Antwort*
- Gastrointestinale Störungen
- ZNS-Störungen: Kopfschmerz, Schwindel, Erregungszustände, Depressionen und Krampfanfälle
- Überempfindlichkeitsreaktionen, allergische Vaskulitis
- Photosensibilisierung mit Exanthemen

- Blutbildveränderungen
- Tubuläre Nierenschädigung.

In Kombination mit Cephalosporinen kann ein akutes Nierenversagen auftreten!

15.11 Lincosamide

? *Frage:* Welche Substanzen gehören zu den Lincosamiden?

✔ *Antwort:* Zu den Lincosamiden zählen:
- Lincomycin (z.B. Albiotic®) und
- Clindamycin (z.B. Sobelin®)

Von diesen beiden Substanzen wird aber Clindamycin vorgezogen, da es nach oraler Gabe besser resorbiert wird, und auch gegenüber empfindlichen Keimen wirksamer ist.

Bem.: Resorptionsquoten: Clindamycin: 75-90 %, Lincomycin 40 %.

? *Frage:* Wann würden Sie Lincosamide einsetzen?

✔ *Antwort:* Lincosamide sind Reserveantibiotika. Sie werden vor allem bei Staphylokokken- und Anaerobierinfektionen eingesetzt. Besonders gut ist auch die Penetration ins Knorpel- und Knochengewebe, deshalb werden sie bei Osteomyelitis verwendet.

Bem.: In vielen Geweben werden hohe Konzentrationen erreicht, in den Meningen sind jedoch selbst bei Entzündung keine therapeutischen Konzentrationen nachweisbar.

? *Frage:* Welche Erkrankung kann typischerweise mit Clindamycin (z.B. Sobelin®) assoziiert sein?

✔ *Antwort:* Clindamycin kann zur *pseudomembranösen Colitis* führen, verursacht durch das Überwuchern der physiologischen Darmflora mit Clostridium difficile. Die pseudomembranöse Colitis tritt relativ selten auf, kann dann aber unter Umständen lebensgefährlich verlaufen. Diese Erkrankung wurde zum erstenmal unter der Therapie mit Clindamycin beschrieben, kann jedoch auch durch andere Breitspektrum-Antibiotika wie z.B. Ampicillin hervorgerufen werden. Auch nach Therapieende ist ein Auftreten der pseudomembranösen Colitis noch möglich. Häufiger sind als Nebenwirkungen aber gastrointestinale Störungen wie Durchfall.

? *Frage:* Wie behandeln Sie eine postantibiotisch auftretende pseudomembranöse Colitis?

✔ *Antwort:* Gegen die pseudomembranöse Colitis verabreicht man Vancomycin, ein Glykopeptid-Antibiotikum, peroral. Vancomycin kann nicht resorbiert werden und wirkt daher lokal im Darm.

15.12 Folsäureantagonisten

? *Frage:* In welchen Fällen werden heute Sulfonamide noch als Monotherapeutikum verwendet?

✔ *Antwort:* Durch die Entwicklung wirksamerer Antibiotika und die ständige Resistenzentwicklung ist die Anwendung von Sulfonamiden als Monotherapeutikum auf ganz wenige Gebiete beschränkt:
- Beim Trachom (Erreger: Chlamydia trachomatis) als Alternative zu Tetrazyklinen
- Zur Langzeitprophylaxe des rheumatischen Fiebers bei Penicillin-Allergie.

? *Frage:* Können Sie den Wirkungsmechanismus von Cotrimoxazol (z.B. Bactrim®) beschreiben?

✔ *Antwort:* Cotrimoxazol ist eine *Combination* aus *Trime*thoprim und Sulfamethoxazol. Beide Substanzen beeinflussen die Tetrahydrofolsäure-Synthese auf verschiedenen Ebenen. Beim Menschen ist die Folsäure ein Vitamin, das von außen zugeführt werden muß. Bakterien und Protozoen hingegen stellen ihre Folsäure selbst her. Tetrahydrofolsäure (biologisch aktive Form) ist für die Synthese von Purinen und Thymidin essentiell. Da die Nukleinsäuresynthese jedoch nur die Vermehrung der Bakterien betrifft, wirkt Cotrimoxazol nur bakteriostatisch.

Trimethoprim ist ein Hemmstoff der Dihydrofolatreduktase. Die Dihydrofolatreduktase metabolisiert Dihydrofolsäure zu Tetrahydrofolsäure. Da Trimethoprim zur bakteriellen Dihydrofolatreduktase eine wesentlich höhere Affinität hat als zur menschlichen Dihydrofolatreduktase, ist es für den Menschen relativ untoxisch.

Sulfamethoxazol ist ein mittellang wirkendes Sulfonamid. Sulfonamide verdrängen kompetitiv die p-Aminobenzoesäure, die von Bakterien zur Synthese von Dihydrofolsäure gebraucht wird.

? *Frage:* Welche Indikationen für Cotrimoxazol (z.B. Bactrim®) kennen Sie?

✔ *Antwort:*
- Harnwegsinfektionen, außer Pseudomonas-Infektionen
- Bakterielle Infektionen der Atemwege, inclusive Pseudocystis carinii-Pneumonie
- Behandlungsbedürftige Enteritiden durch E.coli, Salmonellen, Vibrio cholerae
- Prostatitis

? *Frage:* Eine 25jährige Frau sucht Sie mit Pollakisurie, Algurie und imperativem Harndrang auf. Im Urinstatus finden sich Leukozyten, Erythrozyten sowie eine signifikante Bakteriurie. Wie therapieren sie?

✔ *Antwort:* Diese Patientin ist an einer akuten Zystitis erkrankt. Die Behandlung einer akuten, unkomplizierten Zystitis hat sich im Laufe der letzten Jahre gewandelt. Während man zunächst eine 8-10 tägige Antibiotikatherapie verordnete, tendierte man dann zur „single dose"-Therapie. Letztere hat zwar den Vorteil bei geringer Nebenwirkungsrate und geringem Kostenaufand effektiv zu sein, zeigt dafür aber eine höhere Rezidivrate.

Heute favorisiert man eine 3tägige Antibiotikatherapie. Dabei sinkt die Rezidivrate, ohne daß jedoch die Nebenwirkungen weiter zunehmen. Als Antibiotikum wird bevorzugt Cotrimoxazol eingesetzt. Neuerdings werden wegen der geringen Resistenzentwicklung auch Gyrasehemmer (Chinolone), z. B. Ciprofloxacin empfohlen.

? *Frage:* Ein HIV-positiver Patient mit einer Pneumocystis carinii-Pneumonie wird mit einer Cotrimoxazol-Hochdosistherapie behandelt. Mit welchen Nebenwirkungen muß gerechnet werden?

✔ *Antwort:* Eine Pneumocystis carinii-Pneumonie (interstitielle Pneumonie), wie sie bei immunsupprimierten Patienten auftritt, wird mit hochdosiertem Cotrimoxazol behandelt. Hierbei treten natürlich vermehrt Nebenwirkungen auf, die unter Umständen zum Abbruch der Therapie führen können.

Die Nebenwirkungen von Cotrimoxazol setzen sich aus den Nebenwirkungen seiner Einzelkomponenten Trimethoprim und Sulfamethoxazol zusammen:

- Gastrointestinale Störungen
- Überempfindlichkeitsreaktionen wie Exantheme, Stevens-Johnson-Syndrom und Lyell-Syndrom
- Photosensibilisierung
- Periphere und zentrale Neurotoxizität mit Kopfschmerz, Schwindel, Halluzinationen und Depressionen
- Selten Hepatotoxizität, hepatische Cholestase
- Blutbildveränderungen: reversible Agranulozytose, aplastische Anämie, Leuko/Thrombopenie, hämolytische Anämie als Folge eines genetisch bedingten Glucose-6-Phosphat-Dehydrogenase-Mangels
- Nephrotoxizität.

Bem.: Alternativ kann man bei schwerwiegenden Nebenwirkungen Pentamidin (z.B. Pentacarinat®), ein Antiprotozoenmittel geben.

? *Frage:* Eine 29jährige Patientin, in der 21. Woche schwanger, sucht Sie in Ihrer Praxis wegen einer akuten Pyelonephritis auf. Was verschreiben Sie der Patientin bis zum Eintreffen eines Antibiogramms?

✔ *Antwort:* Ambulant erworbene akute Pyelonephritiden werden zumeist durch gramnegative Erreger wie E. coli, Klebsiellen, Proteus und Pseudomonas, sowie durch die grampositiven Enterokokken hervorgerufen.

Als Medikation kommen in Betracht:
- *Amoxicillin*, besonders in Kombination mit *Clavulansäure* (z.B. als Augmentan®)
- *Orale Cephalosporine*
- *Cotrimoxazol* (z.B. Bactrim®), ein oral applizierbares Antibiotikum, ist in der 21. Schwangerschaftswoche vertretbar. Wegen seiner Sulfonamidkomponente sollte es jedoch im 3. Trimenon nicht mehr

angewendet werden. Es muß spätestens 4 Wochen vor dem errechneten Geburtstermin abgesetzt werden, da Sulfonamide Bilirubin aus seiner Proteinbindung verdrängen. Das freigewordene Bilirubin passiert die Plazentaschranke und lagert sich in den kindlichen Basalganglien ab, was zum Kernikterus führt. Die Trimethoprimkomponente ist im Tierversuch teratogen, beim Menschen ließ sich jedoch kein erhöhtes Risiko nachweisen.

? *Frage:* Weshalb geben Sie im oben genannten Fall keine Acylaminopenicilline oder Gyrasehemmer?

✔ *Antwort:*
- Acylaminopenicilline wie Azlo- und Mezlocillin decken als Breitspektrum-Penicilline zwar die meisten relevanten Keime, einschließlich Pseudomonaden, ab, können jedoch nur parenteral verabreicht werden
- Gyrasehemmer wären von ihrem Erregerspektrum (Enterobacteriaceae) geeignet, sind jedoch in der Schwangerschaft wegen möglicher Knorpelschäden des Kindes kontraindiziert.

15.13 Glykopeptide

? *Frage:* Wann wird Vancomycin parenteral angewendet?

✔ *Antwort:* Vancomycin wirkt gegen grampositive aerobe und anaerobe Bakterien. Die parenterale Gabe ist bei schweren Staphylokokken- und Enterokokkeninfektionen angebracht, wenn Cephalosporine und penicillinase-feste Penicilline nicht vertragen werden bzw. die Keime resistent sind. Beachtet werden müssen die schwere Ototoxizität- und Nephrotoxizität und allergische Reaktionen.

Bem.: Glykopeptid-Antibiotika hemmen die Mureinsynthese der Bakterienzellwand, sind also bakterizid.

? *Frage:* Kennen Sie weitere Vertreter aus der Klasse der Glykopeptid-Antibiotika?

✔ *Antwort:* Ein neues Glykopeptid-Antibiotikum ist *Teicoplanin* (z.B. Targocid®), das besser verträglich ist als Vancomycin. Teicoplanin ist vor allem gegen multiresistente Staphylokokken wirksam.

15.14 Metronidazol

? *Frage:* Ist Metronidazol (z.B. Clont®) ausschließlich ein Antiprotozoenmittel?

✔ *Antwort:* Nein, neben seiner Wirksamkeit gegen Protozoen wie Trichomonaden, Amöben und Lamblien (Gardia lamblia) ist Metronidazol bei Anaerobierinfektionen indiziert. Es wird daher häufig perioperativ bei Baucheingriffen und bei gynäkologischen Operationen angewandt.

? *Frage:* Warum sollte man Metronidazol nur zeitlich begrenzt anwenden?

✔ *Antwort:* Metronidazol sollte nicht länger als 10 Tage angewendet werden, da es sich im Tierversuch als mutagen und karzinogen erwiesen hat.

? *Frage:* Welche Nebenwirkungen von Metronidazol kennen Sie?

✔ *Antwort:* Die Nebenwirkungen von Metronidazol sind
- Gastrointestinale Störungen, z.B. Metallgeschmack, Übelkeit und Erbrechen

- Kopfschmerz, Schwindel und
- Parästhesien.

? *Frage:* Von welchem Genußmittel sollten Sie bei gleichzeitiger Einnahme von Metronidazol abraten?

✔ *Antwort:* Metronidazol führt zu Alkoholunverträglichkeit, ähnlich wie Disulfiram (z.B. Antabus®).

Disulfiram hemmt die Aldehyd-Dehydrogenase. Somit staut sich Acetaldehyd an, da es nicht weiter zu Acetat (Essigsäure) abgebaut werden kann. Dies führt zum Antabussyndrom mit Blutdruckabfall und Tachykardie. Bei heimlicher Gabe können lebensbedrohliche Störungen auftreten.

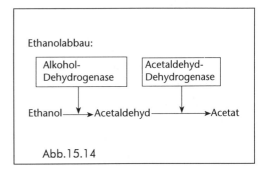

Abb.15.14

Bem.: Weitere Medikamente, die ein Antabussyndrom hervorrufen:

- *Einige Cephalosporine*
- *Sulfonylharnstoffe.*

15.15 Chemotherapie der Tuberkulose

? *Frage:* Welche Therapiemöglichkeiten stehen Ihnen zur Behandlung eines Tbc-Patienten zur Verfügung?

✔ *Antwort:* Um das Auftreten resistenter Tbc-Stämme zu verhindern, werden in der Anfangsphase *mindestens 3 Antituberkulotika* miteinander kombiniert.

Die Dreier-Kombination *Isoniazid, Rifampicin und Pyrazinamid* wird über 2 Monate verabreicht. Dann wird für mindestens 4 Monate die Zweier-Kombination Isoniazid und Rifampicin weitergeführt. Die Rezidivrate liegt dabei unter 1 %.

Bem.: *In den Ländern der 3. Welt, wo die Kostenfrage eine große Rolle spielt, ist die Kombination Isoniazid und Thioacetazon sehr verbreitet.*

? *Frage:* Eine Tbc-Patientin wird während der Therapie schwanger. Wie therapieren Sie weiter?

✔ *Antwort:* Für Schwangere wird die Kombination Isoniazid und Ethambutol empfohlen.

Isoniazid gilt in der Schwangerschaft als sicher. Es sollte jedoch nur in Kombination mit Pyridoxin (Vitamin B_6) zur Reduzierung der Nebenwirkungen angewendet werden.

Ethambutol kann uneingeschränkt in der Schwangerschaft eingesetzt werden, da es keine teratogenen Nebenwirkungen zeigt.

Rifampicin ist dagegen im 1. Trimenon relativ kontraindiziert, deshalb sollte unter der Therapie eine Schwangerschaft vermieden werden. Rifampicin hemmt die Nucleinsäuresynthese und ist im Tierversuch embryotoxisch. Beim Menschen gibt es bisher jedoch noch keine Hinweise auf Teratogenität.

Bem.: *Rifampicin setzt infolge einer Enzyminduktion die Sicherheit oraler Kontrazeptiva herab.*

? *Frage:* Warum kann durch die Gabe von Vitamin B_6 die Nebenwirkungsrate von Isoniazid (z.B. tebesium®) gesenkt werden?

✔ *Antwort:* Isoniazid reagiert mit Pyridoxin (Vitamin B_6) zu einem Zwischenprodukt und vermindert dadurch die Phosphorylierung zu Pyridoxalphosphat. Pyridoxalphosphat ist Coenzym vieler wichtiger Enzyme wie Decarboxylasen und Transaminasen. Durch Vitamin B_6 kann dieser Mangel wieder ausgeglichen werden. Die Wirksamkeit der Therapie wird dadurch nicht herabgesetzt. Die Nebenwirkungen von Isoniazid wie periphere und zentrale Neurotoxizität, gastrointestinale Störungen, Blutbildveränderungen und Leberschädigung lassen sich somit reduzieren.

Bem.: *Isoniazid senkt die Alkoholtoleranz.*
Eine feste Kombination aus Isoniazid und Pyridoxin liegt z.B. in tebesium® vor.

? *Frage:* Wie würden Sie Rifampicin (z.B. Rifa®) in seiner Bedeutung bei der Behandlung von Mykobakteriosen beurteilen?

✔ *Antwort:* Rifampicin ist das führende bakterizide Medikament in der Tbc-Therapie. Rifampicin hat ein breites Wirkungsspektrum. Außer den Tuberkuloseerregern Mycobacterium tuberculosis und M. bovis sind auch einige atypische Mykobakterien wie z.B. M. kansasii, M. avium intracellulare und M. marinum, sowie Lepraerreger (M. leprae) sensibel. Auch gegen viele grampositive und gramnegative Bakterien ist Rifampicin wirksam.

Bem.: Atypische Mykobakterien sind opportunistische Erreger, die in erster Linie immunsupprimierte Patienten, z.B. HIV-Infizierte, bedrohen.

? *Frage:* Mit welchem Medikament können Sie die weichen Kontaktlinsen Ihres Tbc-Patienten dauerhaft gelb-orange verfärben?

✔ *Antwort:* Diese unerfreuliche Eigenschaft hat Rifampicin. Rifampicin weist eine intensive bräunlich-rote Eigenfärbung auf, die Körperflüssigkeiten wie Urin, Sputum und Tränen rötlich verfärbt, was die Patienten bei fehlender Aufklärung beunruhigt und auch zu verfärbten Kontaktlinsen führen kann.

? *Frage:* Was versteht man in Zusammenhang mit Rifampicin unter einem Flu-Syndrom?

✔ *Antwort:* Rifampicin kann besonders bei intermittierender Therapie zu allergischen Reaktionen führen. Diese manifestieren sich in Form von grippeähnlichen Symptomen (Flu-Syndrom) wie Fieber, Schüttelfrost, Bauchschmerzen und Hauterscheinungen.

? *Frage:* Ein Patient mit einem Kreatininspiegel von 2 mg/dl soll mit Isoniazid (z.B. Isozid®), Rifampicin (z.B. Rifa®) und Ethambutol (z.B. Myambutol®) behandelt werden. Welche Medikamente müssen in ihrer Dosis reduziert werden?

✔ *Antwort: Isoniazid* muß bei eingeschränkter Nierenfunktion niedriger dosiert werden. Es wird in der Leber zu einem inaktiven Metaboliten, dem N-Acetyl-Isoniazid, metabolisiert. N-Acetyl-Isoniazid wird in weitere Metabolite umgebaut, aus denen ein reaktives Zwischenprodukt entsteht, das für die Hepatotoxizität verantwortlich sein soll. Diese Metabolite werden dann renal eliminiert.

Ethambutol muß ebenfalls niedriger dosiert werden, da es in der aktiven Form über die Nieren ausgeschieden wird.

Rifampicin wird größtenteils biliär ausgeschieden. Bei eingeschränkter Nierenfunktion muß daher die Dosis nicht reduziert werden, Rifampicin gilt hier als Mittel der Wahl.

? *Frage:* Welche Untersuchung werden Sie bei der Verschreibung von Ethambutol (z.B. Myambutol®) regelmäßig anordnen?

✔ *Antwort:* Ethambutol kann zunächst noch reversible Störungen der Sehschärfe, des Rot-Grün-Sehens sowie Gesichtsfeldausfälle verursachen. Eine Opticusneuritis kann bis zur Erblindung führen. Daher sollten zu Beginn der Behandlung Visus und Farbempfinden getestet werden und unter der Behandlung regelmäßige augenärztliche Untersuchungen stattfinden. Dies ist insbesondere gerade bei Patienten mit eingeschränkter Nierenfunktion wichtig, da Ethambutol vorwiegend unverändert renal eliminiert wird.

? *Frage:* Bei welchen Antituberkulotika sollten Sie den Harnsäurespiegel regelmäßig kontrollieren?

✔ *Antwort:* Pyrazinamid (z.B. Pezetamid®) und Ethambutol können zur Hyperurikämie führen, weshalb der Harnsäurespiegel etwa alle 3-4 Wochen kontrolliert werden sollte.

Bem.: Weitere Nebenwirkungen von Pyrazinamid:

- *Photosensibilisierung*
- *(Früher überbewertete) Leberschädigungen*
- *Blutbildveränderungen*
- *Gastrointestinale Störungen*
- *Allergische Reaktionen.*

15.16 Antimykotika

? *Frage:* Zeigen Azol-Derivate wie Clotrimazol einen anderen Wirkungsmechanismus als Polyen-Antibiotika wie Amphotericin B?

✔ *Antwort: Azol-Derivate* wie Clotrimazol hemmen die Synthese von Ergosterin. Ergosterin ist eine wesentliche Substanz in der Zytoplasmamembran von Pilzen, ähnlich dem Cholesterin humaner Zellen. Bakterien dagegen haben keine Sterole in ihrer Zytoplasmamembran, was die fehlende Wirkung auf Bakterien erklärt.

Polyen-Antibiotika wie Amphotericin B bilden mit den Ergosterin-Molekülen Poren in der Zytoplasmamembran, was zu Permeabilitätsstörungen führt.

? *Frage:* Nach einem Schwimmbadbesuch klagt ein Patient über starken Juckreiz in den Zehenzwischenräumen. Besonders im 4. Zehenzwischenraum rechts ist eine deutliche Schuppung und Rötung sowie eine beginnende Rhagadenbildung sichtbar. Wie behandeln Sie?

✔ *Antwort:* Die beschriebenen Symptome sprechen für eine Interdigitalmykose (Tinea pedis). Eine Interdigitalmykose wird durch Dermatophyten hervorgerufen, meist durch Trichophyton rubrum oder Trichophyton mentagrophytes.

Zur externen Therapie stehen folgende Antimykotika zur Verfügung:
- Azol-Derivate, z.B.
  - Clotrimazol (Canesten®)
  - Econazol (Epi-Pevaryl®) oder
  - Bifonazol (Mykospor®), die bei Dermatophyten, Hefen und Schimmelpilzen wirken.
- Allylamine, z.B.
  - Naftifin (Exoderil®), wirksam bei Dermatophyten und Hefen
- Thiocarbamate, z.B.
  - Tolnaftat (Tonoftal®), die nur bei Dermatophyten wirken
- Ciclopiroxolamin (z.B. Batrafen®), gegen Dermatophyten- und Schimmelpilze.

Bem.: Trichophyton rubrum ist in Deutschland der häufigste Erreger von Interdigitalmykosen.

? *Frage:* Ein Patient mit einer, seit über einem Jahr bestehenden, chronischen Nagelmykose, die mit Clotrimazol erfolglos behandelt wurde, kommt frustriert zu Ihnen. Auf welche Medikamente greifen Sie nun zurück?

✔ *Antwort:* Eine Nagelmykose versucht man zunächst durch die Entfernung des befallenen Hornmaterials mittels Keratolytika, Nagelfräse und Nagelextraktion sowie mit Hilfe von lokal wirksamen Antimykotika in den Griff zu bekommen.

Gelingt dies nicht, greift man zusätzlich auf eine systemische Therapie zurück:

- *Griseofulvin* (z.B. Likuden®) ist ausschließlich gegen Dermatophyten wirksam und oral anwendbar
- *Ketoconazol* (z.B. Nizoral®), oral und lokal anwendbar.

? *Frage:* Ist eine langfristige Anwendung von Griseofulvin (z.B. Likuden®) im Hinbick auf die Nebenwirkungen vertretbar?

✔ *Antwort:* Gerade bei einer Nagelmykose muß man mit einer monate- bis jahrelangen Therapie mit Griseofulvin rechnen, da Griseofulvin nur fungistatisch wirkt und Zehennägel sehr langsam wachsen. Die Behandlung mit Griseofulvin gilt jedoch als sehr sicher. Leichtere Nebenwirkungen wie Kopfschmerzen und gastrointestinale Störungen treten häufiger auf. Selten sind hingegen Überempfindlichkeitsreaktionen wie Exantheme, Lichtüberempfindlichkeit und Blutbildstörungen, z.B. Leukopenie.

? *Frage:* Welche Kontraindikationen für Griseofulvin kennen Sie?

✔ *Antwort:* Griseofulvin ist im Tierversuch teratogen, deshalb ist es in der Schwangerschaft kontraindiziert. Bei akuter intermittierender Porphyrie darf es nicht gegeben werden, da es die δ-Aminolävulinsäure stimuliert.

? *Frage:* Bei einem 60jährigen Patienten, der an chronisch lymphatischer Leukämie (CLL) erkrankt ist und deswegen mit Zytostatika behandelt wird, bilden sich auf der Mundschleimhaut weißliche Plaques. Wie behandeln Sie?

✔ *Antwort:* Die Leukämie an sich, sowie die Zytostatikatherapie zusätzlich, sind prädisponierend für eine orale Candidose. Bei einer Haut/Schleimhautcandidose werden vor allem Polyen-Antibiotika, z.B. Amphotericin B (Ampho-Moronal®-Lutschtabletten), Nystatin (z.B. Biofanal®-Salbe) und Natamycin (z.B. Pimafucin®) eingesetzt werden. Polyen-Antibiotika werden nicht resorbiert und eignen sich daher zur lokalen Behandlung.

Auch Azol-Derivate wie Miconazol (z.B. Daktar® Mundgel) sind gut gegen Hefen wirksam.

Bem.: *Candida albicans ist eine Hefe (Sproßpilz).*

? *Frage:* Ein HIV-positiver Patient erkrankt an einer Candida-Pneumonie. Welche Antimykotika geben Sie?

✔ *Antwort:* Bei einer systemischen Candidose, wie sie in diesem Fall vorliegt, wird die Kombination *Amphotericin B* (z.B. Ampho-Moronal®) *i.v.* und Flucytosin (z.B. Ancotil®) *oral* eingesetzt.

Alternativen sind *Miconazol* (z.B. Daktar®), das für die systemische Therapie *parenteral* appliziert werden muß, und *Ketoconazol* (z.B. Nizoral®), das gut *oral* resorbiert wird.

Speziell gegen Hefen gibt es zwei neue gut verträgliche Azol-Derivate für die systemische Therapie:

- *Fluconazol* (z.B. Diflucan®, sowohl oral als auch parenteral anwendbar) und
- *Itroconazol* (z.B. Sempera®), nur oral anwendbar.

Bem: *Ziemlich analog verläuft die Therapie einer Aspergillose: Amphotericin B + Flucytosin oder Itroconazol, das im Gegensatz zu Fluconazol auch gegen Aspergillus wirksam ist.*

? *Frage:* Warum werden Amphotericin B und Flucytosin miteinander kombiniert?

✔ *Antwort:* Flucytosin wird mit Amphotericin B kombiniert, um die Resistenzentwicklung hinauszuzögern. Ca. 10 % der Candida-Arten weisen eine primäre Resistenz gegenüber Flucytosin auf. Unter der Therapie können weiterhin bis zu 60% sekundäre Resistenzen auftreten.

Durch die Kombination mit Flucytosin kann die Tagesdosis von Amphotericin B auf bis zu 1/3 der Monotherapie gesenkt werden, was auch die schwerwiegenden und häufigen Nebenwirkungen von Amphotericin herabsetzt.

? *Frage:* Welche Nebenwirkungen von Amphotericin B kennen Sie?

✔ *Antwort:* Amphotericin B ist nephrotoxisch, neurotoxisch, hepatotoxisch und myelodepressiv. Es kann Fieber, Hypokaliämie und gastrointestinale Störungen hervorrufen.

? *Frage:* Welche Laborwerte sollten bei langfristiger oraler Verabreichung von Ketoconazol (z.B. Nizoral®) regelmäßig kontrolliert werden?

✔ *Antwort:* Vor und während der Therapie sollten die Transaminasen kontrolliert werden, da Ketoconazol in seltenen Fällen (1:10 000) eine lebensbedrohliche Hepatitis hervorrufen kann.

Bem.: *In hoher Dosierung führt Ketoconazol zur Hemmung der Testosteron- und Cortisolsynthese (Impotenz, Gynäkomastie).*

? *Frage:* Bei einem HIV-positiven Patienten entwickelt sich eine Kryptokokken-Meningitis. Welche Medikamente setzen Sie ein?

✔ *Antwort:* Die Hefe Cryptococcus neoformans ruft die Kryptokokkose, eine opportunistische Infektion, hervor. Von primären Lungenherden aus streut diese Erkrankung besonders ins ZNS, wo sie zur Meningoenzephalitis führt.
Fluconazol (z.B. Diflucan®) hat sich vor allem bei der Therapie der Kryptokokkose HIV-positiver Patienten als gut geeignet erwiesen. Im Gegensatz zu anderen Azol-Derivaten penetriert Fluconazol sehr gut in den Liquor.

Bem.: *Die meisten älteren Antimykotika sind bis auf Flucytosin leider sehr schlecht liquorgängig. In diesem Fall ist Fluconazol (z.B. Diflucan®) Mittel der Wahl.*

15.17 Chemotherapie von Viruserkrankungen

? *Frage:* Eine Patientin sucht Sie mit einem Herpes zoster auf, der im Bereich des 1. Trigeminusastes lokalisiert ist. Welches Medikament halten Sie für angebracht?

✔ *Antwort:* Ein Herpes zoster wird durch das zu den Herpesviren gehörende Varizella-Zoster-Virus hervorgerufen. Bei Befall des 1. Trigeminusastes besteht zudem die Gefahr, daß Konjunktiven und Kornea mitbefallen werden, also ein Zoster ophthalmicus entsteht. Mittel der Wahl zur Behandlung eines Herpes zoster ist *Aciclovir* (z.B. Zovirax®) oral oder im Falle einer Verschlechterung bzw. bei Immunsupprimierten i.v. als Kurzinfusion über 5-7 Tage. Zusätzlich kann Aciclovir als Lokaltherapeutikum, z.B. als Augensalbe, aufgebracht werden. Eine augenärztliche Untersuchung sollte vorgenommen werden.

Bei postzosterischen Neuralgien werden

- Analgetika
- Carbamazepin und
- Glukokortikoide eingesetzt.

? *Frage:* Worauf müssen Sie bei der Applikation von Aciclovir achten?

✔ *Antwort:* Es besteht die Gefahr einer Nierenschädigung durch das Auskristallisieren des Aciclovirs im Harn bei Niereninsuffizienz oder zu schneller i. v.-Injektion. Aciclovir muß daher immer nach den Kreatininwerten dosiert werden.

? *Frage:* Ein wegen einer Nierentransplantation mit Ciclosporin (z.B. Sandimmun®) immunsupprimierter 25jähriger Patient erkrankt an einer durch das Cytomegalie-Virus (CMV) verursachten Pneumonie. Was ist Mittel der Wahl?

✔ *Antwort: Ganciclovir* (z.B. Cymeven®) wird gegen zahlreiche humane Herpesviren eingesetzt. Seine Domäne ist jedoch der Einsatz bei Cytomegalie-Infektionen, da es gegenüber Cytomegalieviren eine wesentlich höhere Aktivität aufweist. Bei einer Cytomegalie-Pneumonie wird Ganciclovir über 2-4 Wochen i.v. verabreicht.

Bem.: Die gleichzeitige Verabreichung von CMV-Immunglobulin wird empfohlen. Alternativ: Foscarnet (z.B. Foscavir®)

? *Frage:* Auf welche Folgeerscheinungen der Behandlung mit Gancicolvir müssen Sie insbesondere männliche Patienten hinweisen?

✔ *Antwort:* Die Behandlung mit Ganciclovir kann zu Hodenatrophie und Azoospermie führen. Da Ganciclovir teratogen ist, sollte während und bis zu 6 Monaten nach der Behandlung eine Zeugung bzw. bei Frauen eine Schwangerschaft unterbleiben.

? *Frage:* Als Standardmedikament zur Behandlung von HIV-Infektionen wird der Reverse-Transkriptase-Hemmer Zidovudin (Azidothymidin, AZT) eingesetzt. Welche Nebenwirkungen begrenzen oftmals die Anwendung von Zidovudin (z.B. Retrovir®)?

✔ *Antwort:* Schwerwiegend ist die relativ häufig auftretende Knochenmarksdepression, die zu Anämie, Neutropenie und Leukopenie führt. Treten diese Nebenwirkungen auf, wird die Dosis reduziert oder das Medikament abgesetzt.

Leichtere Nebenwirkungen, die unter AZT auftreten können sind

- Kopfschmerzen
- Erbrechen
- Myalgie
- Schlaflosigkeit
- Fieber und Exantheme.

15.18 Chemotherapie von Protozoenerkrankungen

? *Frage:* Wie behandeln Sie einen HIV-positiven Patienten, der an Toxoplasmose-Enzephalitis erkrankt ist?

✔ *Antwort:* Bei einer opportunistischen Infektion eines HIV-positiven Patienten durch Toxoplasma gondii ist die Kombination aus *Pyrimethamin und Sulfadiazin* (mittellang wirksames Sulfonamid) wirksam, z.B. als Fansidar®. Beide Substanzen hemmen die Folsäuresynthese. Um der bei Pyrimethamin zu erwartenden Knochenmarksdepression vorzubeugen, gibt man Folinsäure (z.B. Leucovorin®).

? *Frage:* Einer ihrer Patienten beabsichtigt, seinen Urlaub in Zentralamerika zu verbringen und fragt Sie nun, wie er sich denn vor Malaria schützen könne. Welche Ratschläge geben Sie ihm?

✔ *Antwort:* Wichtig sind allgemeine Schutzmaßnahmen wie
- Schützende Kleidung
- Benutzung von Repellents und
- Mückensichere Schlafräume.

Zusätzlich muß eine Chemoprophylaxe durchgeführt werden:

Eine Woche vor Beginn der Reise beginnt man mit einer *Chloroquin* (z.B. Resochin®)-Prophylaxe mit einmal pro Woche 300 mg (= 2 Tbl.) Chloroquin. Dies muß bis zu 6 Wochen nach Ende der Reise weitergeführt werden.

? *Frage:* Welche Malariaprophylaxe ist in Gebieten mit häufigen Resistenzen gegenüber Chloroquin angebracht?

✔ *Antwort:* Auch in Gebieten mit gehäuftem Auftreten Chloroquin-resistenter Malariaerreger wird eine Grundprophylaxe mit Chloroquin durchgeführt. Zusätzlich kann mit *Proguanil* (z.B. Paludrine®) kombiniert werden.

Bei hohem Risiko werden immer Chloroquin und Proguanil prophylaktisch eingenommen.

Für den Notfall sollten
- Doxycyclin
- Pyrimethamin/Sulfadoxin (z.B. Fansidar®)
- Mefloquin (z.B. Lariam®) und
- Halofantrin (Halfan®) mitgeführt werden.

? *Frage:* Nach einem Thailandaufenthalt zeigt ein Patient folgende Symptome:

Fieber, Schüttelfrost, Bauch- Kopf- und Gliederschmerzen, Durchfall und Ikterus. Eine Malaria tropica läßt sich im Blutausstrich/dicken Tropfen nachweisen. Welche Therapie schlagen Sie vor?

✔ *Antwort:* Bei unkomplizierter Malaria und Chloroquin-empfindlichen Erregern: Chloroquin
Bei Chloroquin-resistenten Infektionen sind folgende Kombinationen geeignet:
- Chinin + Doxycyclin
- Chinin + Pyrimethamin/Sulfadoxin (z.B. Fansidar®)
- Chinin + Mefloquin (z.B. Lariam®)
- Chinin + Fansimef® (Lariam® + Fansidar®).

In Problemfällen sollte in einem Tropeninstitut nach der aktuellen Resistenzlage im Reiseland gefragt werden.

Bem.: Bei multiresistenten Erregern wird neuerdings Halofantrin (z.B. Halfan®) empfohlen.

? *Frage:* Was sind Gewebeschizonten, und welche Antimalariamittel werden gegen sie eingesetzt?

✔ *Antwort:* Durch den Stich einer infizierten Anophelesmücke dringen Sporozoiten in die menschliche Blutbahn ein und gelangen in die Leber, wo Gewebeschizonten heranreifen (exoerythrozytäre Phase).

Gegen Gewebeschizonten sind
- Pyrimethamin (zusammen mit Sulfadoxin in Fansidar®)
- Primaquin und
- Proguanil (Paludrine®) wirksam.

Bem.: Pyrimethamin und Proguanil gehören zu den Dihydrofolatreduktasehemmern. Primaquin ist ein 8-Aminochinolon, das in die Plasmodien-DNA interkaliert.

Frage: Plasmodium vivax und P. ovale, die Erreger der Malaria tertiana, bilden in den Hepatozyten persistierende Gewebeformen, sogenannte Hypnozyten, die für die Malariarückfälle verantwortlich sind.
Welches Antimalariamittel ist auch gegen diese persistierenden Formen wirksam?

Antwort: *Primaquin* ist gegen diese latenten Gewebeformen in der Leber wirksam und verhütet Rezidive bei Malaria tertiana.

15.19 Chemotherapie von Pneumonien

Frage: Am späten Freitagnachmittag wird ein 50jähriger Patient mit der Diagnose Pneumonie vom Hausarzt auf ihre Station überwiesen. Ihre Untersuchung bestätigt den Verdacht auf eine bakterielle Pneumonie. Wie therapieren Sie?

Antwort: Bei einer akuten Pneumonie muß mit einer antibiotischen Therapie begonnen werden, bevor die Ergebnisse der mikrobiologischen Untersuchung von Blutkultur und Sputum vorliegen.

Bei Patienten ohne prädisponierende Vorerkrankungen handelt es sich bei zu Hause erworbenen Pneumonien meist um eine *Pneumokokkeninfektion*. Therapie der Wahl ist *Penicillin G* i.v. hochdosiert, max. 6 x 4 Millionen E/Tag. Die Therapie kann später oral mit Amoxicillin fortgeführt werden.

Wichtige Allgemeinmaßnahmen sind:
- Ausreichende Flüssigkeitszufuhr
- Bei hohem Fieber: Wadenwickel oder Antipyretika (Acetylsalicylsäure oder Paracetamol)
- O$_2$ über Nasensonde
- Thromboembolieprophylaxe.

Frage: Was tun Sie, wenn der Patient nicht auf obige Therapie anspricht?

Antwort: Spricht der Patient nicht auf Penicillin G an, kommen andere Erreger in Betracht. Bei Patienten mit chronisch obstruktiven Atemwegserkrankungen ist häufig *Haemophilus influenzae* der Erreger. Hier ist *Amoxicillin* oral oder i. v. geeignet.

Bestehen Vorerkrankungen, z.B. Diabetes oder Alkoholismus kommen als Erreger meist *Klebsiellen, Staph.aureus und gramnegative Problemkeime* in Frage. Initial wird das Erregerspektrum am einfachsten mit der Kombination *Amoxicillin + Clavulansäure* (z.B. Augmentan®) abgedeckt. Alternativ werden *Cephalosporine* gegeben.

Greift auch diese Therapie nicht, geht man auf toxischere Kombinationen wie *Cephalosporin/Amoxicillin + Aminoglykosid* über (z.B. Cefuroxim (Zinacef®) + Gentamicin (Refobacin®)). Alternativ können *Gyrasehemmer + Aminoglykoside* eingesetzt werden.

Bem.: *Penicillin G resistente Pneumokokken sind bei uns sehr selten.*

Frage: Wie würden Sie eine ambulant erworbene atypische Pneumonie blind anbehandeln?

Antwort: Als Erreger ambulant erworbener atypischer Pneumonien kommen bei Patienten älter als 50 Jahre *Legionellen* und bei Jugendlichen *Mykoplasmen* in Frage. Auch *Chlamydien* treten auf.

Zur blinden Anbehandlung sind Makrolid-Antibiotika wie *Erythromycin* oder *Roxythromycin* (z.B. Rulid®) Mittel der Wahl, alternativ kann auch Doxycyclin (2. Wahl) gegeben werden.

Als weitere Erreger sind pneumotrope *Viren* wie Influenza und Parainfluenzaviren, Adenoviren, Respiratory Syncytial Viren sowie Coxsackie-Viren relevant.

Bei viralen Pneumonien wird bei mildem Verlauf nicht spezifisch therapiert. Gefahr droht allerdings durch eine bakterielle Superinfektion. Vor dem Auftreten einer Superinfektion sind Antibiotika jedoch kontraindiziert. Eine Ausnahme besteht bei chronisch-obstruktiven Atemwegserkrankungen.

? *Frage:* Ein Patient entwickelt postoperativ eine Pneumonie. Ein Antibiogramm liegt noch nicht vor. Wie therapieren Sie?

✔ *Antwort:* Bei nosokomial erworbenen Pneumonien herrschen *gramnegative Keime* und *Staph. aureus*-Infektionen vor, die mit der Kombination *Amoxicillin + Clavulansäure* abgedeckt werden können. Alternativ kann man Gyrasehemmer einsetzen.
Auch Pneumonien mit *Anaerobiern* können auftreten. Die Blindtherapie einer Anaerobierinfektion führt man durch mit:

- *Metronidazol* (z.B. Clont®)
- *Clindamycin* (z.B. Sobelin®)
- *Imipenem + Cilastatin* (z.B. Zienam®).

Bei immunsupprimierten Patienten muß an opportunistische Infektionen durch Pneumocystis carinii, Pilze und Cytomegalie-Viren gedacht werden.

Bem.: *Anaerobierinfektionen sind typisch nach Aspiration oder zusammen mit einem Lungenabszeß/Pleuraempyem sowie bei purulentem Auswurf.*

15.20 Immunsuppressiva

? *Frage:* Welche Nebenwirkungen von Ciclosporin (z.B. Sandimmun®) kennen Sie?

✔ *Antwort:* Das Immunsuppressivum Ciclosporin hat die Möglichkeiten der Organtransplantation entscheidend beeinflußt und erweitert.

Eine wichtige Nebenwirkung ist die dosisabhängige *Nierenschädigung*, die bei Nierentransplantationen von einer Organabstoßung differenziert werden muß. Weitere ebenso dosisabhängige Nebenwirkungen sind:
- Leberfunktionstörungen
- Tremor
- Hirsutismus
- Gingivahypertrophie
- Ödeme
- Hypertonie mit Flüssigkeitsretention und Krämpfen, besonders bei Kindern.

16. Tumortherapie

16.1 Zytostatika

? **Frage:** Welche Zytostatika gehören zu den Alkylantien?

✔ **Antwort:** Zu den Alkylantien zählen:
- Stickstoff-Lost-Derivate, z.B.
  - Cyclophosphamid (Endoxan®)
  - Melphalan (Alkeran®) und
  - Chlorambucil (Leukeran®)
- Ethylenimin-Derivate, z.B.
  - Thiotepa
- N-Nitrosoharnstoffderivate, z.B.
  - Lomustin (Lomeblastin®) und
  - Carmustin (Carmubris®).

Zu den Alkylantien im weiteren Sinn zählen beispielsweise:
- Cisplatin (Platinex®)
- Carboplatin (Carboplat®) und
- Procarbazin (Natulan®)
- Dacarbazin (Deticene®).

? **Frage:** Über welchen Wirkungsmechanismus sind Alkylantien zellteilungshemmend wirksam?

✔ **Antwort:** Alkylantien alkylieren Nucleinsäuren wie z.B. Guanin und führen dadurch zur Vernetzung von DNA-Strängen. Dies führt zu Replikationsstörungen, wodurch die Zellteilung gestört wird.

? **Frage:** Welche Arten von Antimetaboliten kennen Sie?

✔ **Antwort:** Durch Antimetabolite werden notwendige Stoffwechselbausteine verdrängt, funktionsuntüchtige Makromoleküle gebildet oder Enzyme durch Komplexbildung gehemmt.

Zu den Antimetaboliten zählen:
- Folsäureantagonisten, z.B.
  - Methotrexat
- Purin und Pyrimidinantagonisten, z.B.
  - Mercaptopurin (Puri-Nethol®)
  - Thioguanin
  - Fluorouracil (Fluroblastin®)
  - Cytarabin (Alexan®).

? **Frage:** Lassen sich auch Antibiotika zytostatisch einsetzen?

✔ **Antwort:** Es gibt einige Antibiotika, die zytostatisch wirksam sind. Sie werden aufgrund ihrer ausgeprägten Nebenwirkungen nicht bei bakteriellen Infektionen angewendet. Zytostatisch wirksame Antibiotika sind:

- Actinomycine, z.B.
  - Dactinomycin (Lyovac-Cosmegen®) und
- Anthracycline, z.B.
  - Daunorubicin (Daunoblastin®)
  - Doxorubicin (Adriamycin®)
  - Epirubicin (Farmorubicin®)
- Bleomycin
- Mitomycin C.

? **Frage:** Wozu wird Leucovorin im Rahmen einer Zytostatika-Therapie verabreicht?

✔ *Antwort:* Leucovorin (Folinsäure) wird als Antidot eingesetzt, um die Nebenwirkungen einer Methotrexat-Therapie zu reduzieren. Folsäureantagonisten wie Methotrexat verhindern als Hemmstoffe der Dihydrofolatreduktase die Umwandlung der Folsäure in die eigentlich wirksame Folinsäure (5-Formyl-Tetrahydrofolsäure). Dadurch steht Folinsäure nicht mehr für die Nukleinsäuresynthese zur Verfügung. Der Effekt der Folsäureantagonisten läßt sich nur durch Folinsäure, nicht jedoch durch die Folsäure selbst beheben.

Bem.: Leucovorin wird 24 h nach Methotrexat-Gabe verabreicht.

? *Frage:* In welcher Beziehung stehen Azathioprin (Imurek®) und Mercaptopurin zueinander?

✔ *Antwort:* Azathioprin wird im Organismus fast vollständig zu 6-Mercaptopurin abgebaut. Da die Metabolisierung langsam verläuft, wird 6-Mercaptopurin protrahiert freigesetzt.

? *Frage:* Welcher Metabolit von Cyclophosphamid (z.B. Endoxan®) ist für die Urotoxizität verantwortlich?

✔ *Antwort:* Cyclophosphamid ist ein Prodrug, das erst im Körper zur eigentlichen Wirkform aktiviert wird. Bei der Metabolisierung wird die Substanz Acrolein abgespalten, die für die Urotoxizität verantwortlich ist. Es resultiert eine hämorrhagische Zystitis.

? *Frage:* Wie läßt sich die Urotoxizität von Cyclophosphamid typischerweise senken?

✔ *Antwort:* Um die Urotoxizität von Cyclophosphamid zu senken, gibt man Mesna (z.B. Uromitexan®), das mit Acrolein reagiert und dann renal eliminiert wird. Weiterhin ist eine ausreichende Flüssigkeitszufuhr nötig, um die harnblasentoxischen Metabolite schneller zu eliminieren.

? *Frage:* Welche Zytostatika können eine Lungenfibrose verursachen?

✔ *Antwort:* Eine Lungenfibrose kann durch Busulfan (z.B. Myleran®), Bleomycin (z.B. Blenoxan®) und Methotrexat hervorgerufen werden.

? *Frage:* Welche Zytostatika begrenzen durch eine Kardiotoxizität ihre Anwendbarkeit?

✔ *Antwort:* Anthracycline wie Daunorubicin, Doxorubicin und Epirubicin sind stark kardiotoxisch.

? *Frage:* Welche Zytostatika limitieren ihre Anwendung durch neurotoxische Nebenwirkungen?

✔ *Antwort:* Am häufigsten treten neurotoxische Nebenwirkungen unter der Therapie mit Vincaalkaloiden, wie Vincristin, Vinblastin und Vindesin auf. Vincaalkaloide führen meist zu einer peripheren Polyneuropathie, seltener zu Störungen der Hirnnerven oder des autonomen Nervensystems.

Seltener wirken folgende Zytostatika neurotoxisch:
● Epipodophyllotoxine, wie Etoposid
● Procarbazin
● L-Asparaginase (zentralnervöse Störungen)

- Hochdosiertes oder intrathekal angewandtes Methotrexat.

? *Frage:* Wissen Sie, zu welchem Zweck G-CSF (z.B. Neupogen®) eingesetzt wird?

✔ *Antwort:* G-CSF gehört zu den hämatopoetischen Wachstumsfaktoren und steht als Abkürzung für „granulocyte colony-stimulating factor". G-CSF ermöglicht in vitro das Wachstum von granulozytären Kolonien. G-CSF ist zur *Prophylaxe der Neutropenie nach zytostatischer Therapie* zugelassen und wird außerdem bei idiopathischer Neutropenie und Neutropenien anderer Ursache eingesetzt. G-CSF wird normalerweise gut vertragen. Selten führt es zu Knochen- und Muskelschmerzen sowie zu Milzvergrößerungen.

16.2 Therapieprinzipien

? *Frage:* Welche Nebenwirkungen erwarten Sie allgemein im Rahmen einer Zytostatikatherapie?

✔ *Antwort:* Zytostatika schädigen generell jede sich teilende Zelle und wirken somit besonders auf schnell proliferierende Gewebe. Typisch sind daher:
- Gastrointestinale Beschwerden wie Übelkeit, Erbrechen, Blutungen oder Diarrhoe
- Störungen der Blutbildung. Vor allem limitierend sind Leukopenie und Thrombozytopenie, die zu Infektanfälligkeit und Blutungen führen.
- Wegen des Anstiegs des Harnsäurespiegels durch Zellzerfall besteht die Gefahr der Nierenschädigung.

Weitere Nebenwirkungen sind
- Haarausfall
- Schädigung des Keimepithels mit Oligo/Aspermie und Amenorrhoe
- Teratogene, mutagene und karzinogene Wirkungen.

? *Frage:* Eine 39jährige Patientin erhält wegen eines Bronchial-Karzinoms eine Polychemotherapie, die unter anderem Cisplatin (z.B. Platinex®) enthält. Welche Begleitmedikation halten Sie für sinnvoll?

✔ *Antwort:* Eine Chemotherapie mit Zytostatika führt meist zu starker Übelkeit und Erbrechen, wobei Cisplatin ein besonders stark emetisch wirkendes Zytostatikum ist. Gegen die Übelkeit und das Erbrechen gibt man *Metoclopramid* (z.B. Paspertin®) und evtl. *Triflupromazin* (z.B. Psyquil®). Neuerdings wird bei schwerer Übelkeit der Serotoninantagonist *Ondansetron* (z.B. Zofran®) erfolgreich angewendet.

Da es durch die Anwendung von Zytostatika zu einem starken Zellzerfall und infolgedessen zur Hyperurikämie kommt, ist weiterhin *die Gabe von Allopurinol* (z.B. Zyloric®) obligatorisch.

Neben einer Streßulcusprophylaxe z.B. mit einem *Antazidum* ist eine lokale Candida-Prophylaxe z.B. mit *Amphotericin B* (Ampho-Moronal®-Tbl.) sinnvoll. Bei Cisplatin kann eine schwere Nephrotoxizität auftreten, die durch ausreichende *Hydratation* mit 0,9 % Kochsalz-Lösung mit Glucose herabgesetzt werden kann.

Während und bis zu drei Monaten nach der Cisplatin-Therapie müssen *kontrazeptive Maßnahmen* angewendet werden.

17. Pharmakotherapie von Schmerzen

17.1 Therapie mit Nicht-Opioid Analgetika

? *Frage:* Eine 22jährige, schwangere Patientin (39. SSW) sucht Sie wegen starker Kopfschmerzen auf. Zu welchem Medikament raten Sie ihr?

✔ *Antwort:* Prinzipiell sind Paracetamol und Acetylsalicylsäure zur Behandlung von Kopfschmerzen geeignet. In diesem Fall spielt jedoch der unterschiedliche Wirkungsmechanismus eine Rolle:
- Paracetamol zeigt tierexperimentell eine deutlich stärkere Hemmwirkung auf die zentrale Prostaglandinsynthese. Wegen der geringen peripheren Prostaglandinsynthesehemmung kommt es nicht zur Tokolyse. Da Paracetamol die Blutungsneigung nicht erhöht, ist es *Mittel der Wahl* in der Schwangerschaft
- Acetylsalicylsäure hemmt die periphere Prostaglandinsynthese sowie die zentrale Prostaglandinsynthese gleichermaßen. Die Cyclooxygenase wird dabei von Acetylsalicylsäure im Gegensatz zu Paracetamol irreversibel gehemmt. Nur in der Frühschwangerschaft ist Acetylsalicylsäure unbedenklich. In der Prä- und Perinatalphase jedoch kann es durch die Hemmung der Prostaglandinsynthese zur Wehenhemmung, zum verfrühten Verschluß des Ductus arteriosus Botalli sowie zu verstärkten Blutungen kommen. Insbesondere intrapartal besteht die Gefahr einer Hirnblutung beim Neugeborenen.

Bem.: Am besten: gar keine Medikamente in der Schwangerschaft! Die durch Acetylsalicylsäure gehemmte periphere Prostaglandinsynthese ist für die analgetische und antiphlogistische Wirkung verantwortlich, die zentrale Prostaglandinsynthesehemmung hingegen für die antipyretische Wirkung.

? *Frage:* Warum kann es nach der Verabreichung von Acetylsalicylsäure zu Blutungen kommen?

✔ *Antwort:* In niedriger Dosierung hemmt Acetylsalicylsäure nur die Thrombozytenaggregation.
In höherer Dosierung jedoch *erniedrigt* Acetylsalicylsäure den *Prothrombinspiegel*, was Blutungen zur Folge haben kann.

? *Frage:* Eine 33jährige Patientin wird nach einem Suizidversuch bewußtlos aufgefunden. Die Patientin hat u.a. eine Paracetamoldosis von mehr als 10 g aufgenommen. Was müssen Sie beachten?

✔ *Antwort:* Bei der Einnahme von mehr als 8 g Paracetamol kommt es zu schweren Lebernekrosen. In der Leber entstehen aus Paracetamol durch mikrosomale Oxidation toxische Metaboliten, die normalerweise durch Glutathion entgiftet werden. Ab einer Dosierung von mehr als 8 g ist jedoch dieser Schutzmechanismus überlastet und wird insuffizient. Um das endogene Glutathion zu regenerieren, gibt man SH-Donatoren wie z.B. N-Acetyl-Cystein (z.B. Fluimucil®) in sehr hohen Dosen.

*Bem.: Letaldosis von Paracetamol: 15-25 g
Auch bei Vorschädigung der Leber, z.B.
durch Alkohol ist die Toxizität erhöht. Glutathion ist nur in der SH-Form reaktionsfä-
hig.*

? *Frage:* Was müssen Sie bei der Anwendung von Metamizol (z.B. Novalgin®)
beachten?

✔ *Antwort:* Metamizol ist analgetisch, anti-
pyretisch und antiphlogistisch wirksam.
Zusätzlich hat es einen spasmolytischen
Effekt, weswegen es gerne bei visceralen
Schmerzen, insbesondere Koliken eingesetzt wird. Gastrointestinale Nebenwirkungen treten seltener und weniger
schwerwiegend als bei Acetylsalicylsäure
auf.

Die Einnahme von Metamizol ist mit dem
Risiko einer allergischen Agranulozytose
verbunden. Die Angaben über die Höhe
des Risikos schwanken allerdings stark.
Die Indikationsstellung sollte in jedem
Fall streng erfolgen. Bei langfristiger
Einnahme ist eine Blutbild-Kontrolle in
der ersten Behandlungswoche ratsam, da
sich eine allergische Agranulozytose bereits hier manifestiert.

Weitere Risiken sind die aplastische Anämie, die nach 1-2 Monaten auftritt,
sowie ein anaphylaktischer Schock nach
i.v.-Verabreichung.

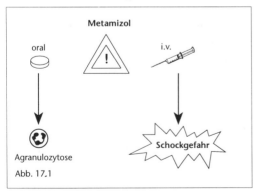

Abb. 17.1

? *Frage:* Wie gehen Sie praktisch vor,
wenn Sie Metamizol intravenös verabreichen wollen?

✔ *Antwort:* Es wird empfohlen, Metamizol
wegen der Gefahr eines anaphylaktischen Schocks nur wenn nötig, und dann
sehr langsam (1 ml/min) i.v. zu injizieren.
Metamizol liegt als 50 %ige hyperosmolare Lösung vor! Eine aufgezogene Spritze mit Adrenalin sollte bereitliegen.

Quantitativ unterschiedliche Wirkungsqualitäten der Hauptvertreter der verschiedenen Untergruppen der Nicht-Opioid Analgetika			
Wirkstoff	**anal-getisch**	**anti-pyretisch**	**anti-phlogistisch**
Acetyl-salicyl-säure	+ +	+ +	+ +
Paracet-amol	+ +	+ +	(+)
Propy-phenazon	+ +	+ +	+
Metamizol	+ + +	+ + +	+ +

*Bem.: Im Rahmen der groß angelegten Boston-
Studie konnten für Metamizol maximal 6
Agranulozytosen bei 7,1 Millionen Patienten
nachgewiesen werden. Alternative Daten
(Shapiro-Report): 6 Agranulozytosen bei
Metamizol auf 1 Million Probanden.*

17.2 Opioid-Analgetika

? *Frage:* Was verstehen Sie unter dem Begriff Opioid-Analgetika?

✔ *Antwort:* Opioide sind Substanzen, die
Opioid-Rezeptoren aktivieren. Diese
Reaktion läßt sich stereospezifisch durch

Naloxon (z.B. Narcanti®) antagonisieren.
Zu den Opioiden zählen:

- *Endogene Opioidpeptide*, wie z.B. β-Endorphin
- *Synthetische Opioidpeptidanaloga* und
- *Opioid-Analgetika*.
  Unter Opiaten im eigentlichen Sinne versteht man Substanzen, die sich direkt vom Morphin ableiten, wie z.B. Heroin oder Codein.

? *Frage:* Wodurch unterscheidet sich die schmerzlindernde Wirkung des Morphins von der der Nicht-Opioid Analgetika?

✔ *Antwort:* Die schmerzlindernde Wirkung des Morphins ist im Gegensatz zu den Nicht-Opioid Analgetika vor allem an zentrale und psychotrope Effekte gebunden.

Die Morphinanalgesie greift an folgenden Stellen des ZNS ein:

Im *limbischen System* wird die negative Affektivität des Schmerzes reduziert. Der Leidensdruck läßt nach, der Schmerz wird zwar noch empfunden, aber nicht mehr negativ erlebt.

Im *zentralen Höhlengrau* bzw. in der *Medulla oblongata* werden deszendierende Schmerzhemmsysteme aktiviert, die aufsteigende Schmerzfasern hemmen.

Im *Rückenmark* wird die schmerzauslösende Substanz P in der Substantia gelatinosa gehemmt.

? *Frage:* Welche zentralen Wirkungen auf den Organismus zeigen Opioid-Analgetika?

✔ *Antwort:* **Zentrale** Wirkungen sind:
- Analgesie
- Sedierung
- Euphorie, Dysphorie
- Atemdepression
- Miosis
- Antitussive Wirkung
- Verminderung des zentralen Sympathikotonus
- Steigerung des Liquordrucks
- Übelkeit und Erbrechen: entsteht durch Erregung der Chemorezeptoren der Area postrema, bei wiederholter Applikation läßt die Übelkeit durch Dämpfung des Brechzentrums nach.

? *Frage:* Zeigen Opioid-Analgetika auch typische periphere Auswirkungen auf den Organismus?

✔ *Antwort:* Periphere Wirkungen sind:
- Sekretionshemmung im Magen-Darm-Trakt
- Tonuserhöhung, diese kann zu spastischer Obstipation führen
- Infolge Spasmen des Sphinkter oddi kommt es zum Druckanstieg in den Gallengängen
- An der Harnblase und den Harnleitern kontrahieren sich die Sphinkteren, wodurch ein Harnverhalt entstehen kann
- Durch zentrale Sympathikolyse sinkt der Blutdruck
- Histaminfreisetzung, vorwiegend bei Morphin, führt ebenfalls zum Blutdruckabfall, ferner zu Urtikaria und Bronchospasmus.

Bem.: Morphin und einige seiner Derivate werden als Antidiarroikum verwendet.

? *Frage:* Können Sie die wichtigsten Opioide nach ihrer agonistischen bzw. antagonistischen Wirkung einteilen?

✔ *Antwort: Reine Opioid-Agonisten* sind:
- Morphin
- Pethidin (z.B. Dolantin®)
- Levomethadon (z.B. l-Polamidon®)
- Piritramid (z.B. Dipidolor®)
- Fentanyl (z.B. Fentanyl®).

Gemischte Agonisten-Antagonisten sind:
- Pentazocin (z.B. Fortral®)
- Nalbuphin (z.B. Nubain®)
- Tilidin.

Von dieser Gruppe können nun noch folgende Medikamente als *Partial-Agonisten* abgespalten werden:
- Tramadol (z.B. Tramal®)
- Buprenorphin (z.B. Temgesic®).

Reine Opioid-Antagonisten sind:
- Naloxon (z.B. Narcanti®)
- Naltrexon (z.B. Nemexin®)

Bem.: *Gemischte Agonisten-Antagonisten führen mehr oder weniger stark zu dysphorischen, psychomimetischen Reaktionen wie Angst, Alpträumen und Halluzinationen. Bei Partial-Agonisten fehlen psychomimetische Reaktionen.*
Tilidin ist nur zusammen mit Naloxon als Valoron N® im Handel.

? *Frage:* Bei welchen Vorerkrankungen sollten Sie Morphin nicht einsetzen?

✔ *Antwort:* Relative Kontraindikationen für Morphin sind:
- Erhöhter Hirndruck, z.B. beim Schädel-Hirn-Trauma wegen der Gefahr des intra-kraniellen Druckanstiegs
- Eingeschränkte Atemfunktion, z.B. bei Asthma bronchiale oder Cor pulmonale. Morphin bewirkt eine Atemdepression.
- Colitis ulcerosa, bei der die Gefahr eines toxischen Megacolons mit Perforation besteht
- Akute Pankreatitis, bei der es durch zusätzlichen Spasmus des Spinkter oddi zum Sekretstau kommen kann.

Besonders vorsichtig muß man sein bei:
- Gallen- und Ureterkoliken (cave: Spasmus)
- Akutem Abdomen (Verschleierung der Symptomatik)
- Prostatahyperplasie (Verstärkung des Harnverhalts)
- Hypothyreose (zentral hemmende Wirkung wird verstärkt)
- Hypovolämie, Antihypertensiva (verstärkte Blutdrucksenkung)
- Eingeschränkte Leber/Nierenfunktion
- Schwangerschaft- und Stillzeit.

? *Frage:* Welches Antidot setzen Sie bei einer Buprenorphin (z.B. Temgesic®) Überdosierung ein?

✔ *Antwort:* Buprenorphin ist ein stark analgetisch wirksamer Partial-Agonist mit einer Wirkungsdauer von ca. 6-8 h, der eine relativ feste Bindung mit Opioid-Rezeptoren eingeht. Dies führt dazu, daß bei Überdosierung selbst reine Opioid-Antagonisten wie Naloxon (z.B. Narcanti®) die Atemdepression nicht aufheben können. In diesem speziellen Fall hilft nur *Doxapram* (z.B. Dopram®), ein zentrales Analeptikum, das langsam i.v. verabreicht wird.

Bem.: *Doxapram kann zur Hypertonie führen.*

? *Frage:* Würden Sie Nefopam (z.B. Ajan®) zu den Opioid-Analgetika zählen?

✔ *Antwort:* Nein. Nefopam ist ein mittelstark wirksames, vorwiegend zentral wirkendes Analgetikum ohne Affinität zu Opioid-Rezeptoren (nicht BtM-pflichtig).

Bem.: *Es kann zu anticholinergen Nebenwirkungen kommen. Zerebrale Anfallsleiden sind eine Kontraindikation.*

17.3 Schmerztherapie

? *Frage:* Am späten Abend werden Sie als Hausarzt zu einem 29jährigen, sich vor Schmerzen krümmenden, Patienten gerufen. Er gibt einen „wehenartigen" Schmerz im linken Unterbauch an, der in den linken Hoden ausstrahlt. Sein Puls ist bradykard. Wie gehen Sie vor?

✔ *Antwort:* Der Patient zeigt die Symptome einer Harnleitersteinkolik.

Zur Therapie von Spasmen stehen zur Auswahl:
- *Nitrate,* z.B. Glyceroltrinitrat (Nitrolingual®)
- Langsame i.v.-Injektion eines *Spasmolytikums*
  - Anticholinergika, z.B. Butylscopolamin (Buscopan®)
  - Muskulotrope Spasmolytika, z.B. Papaverin (Paveron®)
  - Neurotrope Spasmolytika, z.B. Methanthelin (Vagantin®)
  - Muskulo-neurotrope Spasmolytika, z.B. Drofenin (in Spasmo-Cibalgin®)
- *Pyrazol-Derivate*
  - Metamizol (z.B. Novalgin®), analgetisch und spasmolytisch wirksam
  - Propyphenazon (z.B. Arantil®), ähnlich wie Metamizol
- *Nicht-Opioid Analgetika*
  - Diclofenac (z.B. Voltaren®) wird bei Ureterkoliken als effektiv und relativ nebenwirkungsarm beschrieben
- *Opioide*
  - Bei Koliken sind nur Opioide mit gering ausgeprägter spasmogener Komponente geeignet, wie Tramadol (z.B. Tramal®), Tilidin (in Valoron N®), Pethidin (z.B. Dolantin®), Pentazocin (z.B. Fortral®) - am geeignetsten, d.h. am geringsten spasmogen ist Pethidin.

Als Vorgabe zum gezielten Vorgehen bei Koliken ist folgendes Schema geeignet:

Leichte Kolik:
Nitroglycerin sublingual oder Spasmolytikum (z.B. Buscopan®)

Schwere Kolik:
Pyrazol-Derivat und Spasmolytikum (z.B. Buscopan®)

Schwerste Kolik:
Spasmolytikum (z.B. Buscopan®) und Pethidin (z.B. Dolantin®)

? *Frage:* Piritramid (z.B. Dipidolor®) spielt in Deutschland neben Morphin und Pethidin in der operativen Medizin die größte Rolle unter den Opioid-Analgetika. Warum wird Piritramid so gern verwendet?

✔ *Antwort:* Pethidin ist schwächer wirksam als Morphin. Auch die atemdepressive und spasmogene Wirkung unterscheidet sich nicht von Morphin. Der entscheidende Vorteil von Piritramid ist, daß im Vergleich zu Morphin Übelkeit und Erbrechen relativ selten auftreten.

Bem.: 15 mg Piritramid entsprechen 10 mg Morphin.

? *Frage:* Nach einem frischen Myokardinfarkt soll ein Patient Pentazocin (z.B. Fortral®) gegen seine Schmerzen erhalten. Was meinen Sie dazu?

✔ *Antwort:* Pentazocin ist ein gemischter Opioidagonist-Antagonist, der im Gegensatz zu anderen Opioid-Analgetika Blutdruck, Herzfrequenz, enddiastolischen Füllungsdruck und Pulmonalarteriendruck erhöht. Zur Schmerzbehandlung bei Myokardinfarkt ist Pentazocin daher ungeeignet.

Bem.: Vorteile des Pentazocins im Vergleich zu Morphin sind ein geringeres Suchtpotential sowie eine geringere Atemdepression. 30 mg Pentazocin entsprechen 10 mg Morphin.

? *Frage:* Können Sie einen Plan für eine langfristige Schmerztherapie bei einem Karzinompatienten entwickeln?

✔ *Antwort:* Man beginnt die Therapie zunächst mit *peripher angreifenden Nicht-Opioid-Analgetika.* Als Basismedikation dienen Acetylsalicylsäure (z.B. Aspirin®), Diflunisal (z.B. Fluniget®), Diclofenac (z.B. Voltaren®), Paracetamol, Metamizol (z.B. Novalgin®) und Propyphenazon (z.B. Arantil P®).

Im nächsten Schritt kombiniert man die *Nicht-Opioid-Analgetika mit Adjuvantien* wie Neuroleptika, Antidepressiva, Glukokortikoiden und Antikonvulsiva. Glukokortikoide werden insbesondere bei Nervenkompression verbunden mit Ödem, Hirnödem und Knochenschmerzen verwendet. Antikonvulsiva werden nur selten, meist bei Tic-artigen Nervenschmerzen angewendet.

Nimmt der Schmerz weiter zu, empfiehlt es sich, zusätzlich *schwache Opioid-Analgetika* zu geben. Beispiele dafür sind Dextropropoxyphen (z.B. Develin® retard), Tilidin (als Valoron N®) oder Tramadol (z.B. Tramal®).

Bei mangelnder Wirksamkeit dieser Kombination, ersetzt man die schwachen Opioid-Analgetika durch *starke Opioid-Analgetika,* wie Buprenorphin (Temgesic®), Morphin oder Levomethadon.

Bem.: Diflunisal, ein Derivat der Salicylsäure, ist wegen seiner Wirkungsdauer von 6-8 h bei Dauerschmerzen gut geeignet und soll weniger Nebenwirkungen als Acetylsalicylsäure zeigen.

? *Frage:* Kann auch Calcitonin im Rahmen einer Schmerztherapie eingesetzt werden?

✔ *Antwort:* Calcitonin ist ein Peptidhormon, das in den parafollikulären Zellen von Schilddrüse, Nebenschilddrüse und Pankreas gebildet wird. Es senkt bei Hyperkalzämie die Kalzium- und Phosphat-Konzentration im Serum.

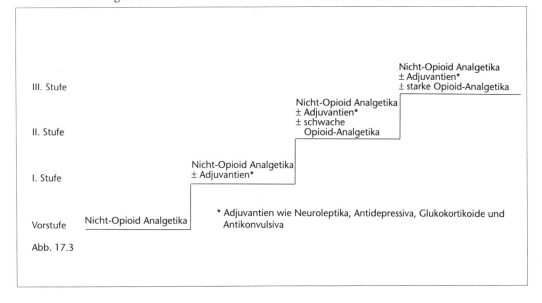

III. Stufe — Nicht-Opioid Analgetika ± Adjuvantien* ± starke Opioid-Analgetika

II. Stufe — Nicht-Opioid Analgetika ± Adjuvantien* ± schwache Opioid-Analgetika

I. Stufe — Nicht-Opioid Analgetika ± Adjuvantien*

Vorstufe — Nicht-Opioid Analgetika

* Adjuvantien wie Neuroleptika, Antidepressiva, Glukokortikoide und Antikonvulsiva

Abb. 17.3

Calcitonin weist eine mäßige zentral-analgetische Wirkung auf und ist wirksam bei:

- Tumorbedingten Knochenschmerzen
- Schmerzen infolge Osteoporose
- Phantomschmerz
- Akuter Pancreatitis.

Angewendet werden humanes Calcitonin (z.B. Cibacalcin®) und synthetisches Lachs-Calcitonin (z.B. Karil®), das stärker und länger wirkt.

Bem.: Calcitonin hemmt die exokrine Pankreas-produktion und wird daher auch bei akuter Pankreatitis eingesetzt.

17.4 Migränetherapie

? *Frage:* In ihre Sprechstunde kommt ein 15jähriges Mädchen im akuten Migräne-anfall. Vor Beginn des Anfalls traten Augenflimmern und Gesichtsfeldausfälle auf. Außerdem leidet die Patientin unter Parästhesien im Mundbereich, aphasischen Störungen sowie unter Brechreiz. Wie können Sie der Patientin im akuten Anfall helfen?

✔ *Antwort:* Die Patientin zeigt die typischen Symptome einer klassischen Migräne mit Aura (Skotome) und neurologischen Ausfällen (Aphasie).

Bei leichteren Fällen reichen meist *Paracetamol* oder *Acetylsalicylsäure* aus.

Zur Anfallskupierung bleibt jedoch *Ergotamin* (z.B. Gynergen®, eventuell in Kombination mit Coffein) unübertroffen. Rasch wirksam ist die Applikation als s.c/i.m.-Injektion bzw. als Aerosol.

Weniger risikoreich, dafür aber auch im akuten Anfall wenig effektiv ist Dihydroergotamin.

Gegen den Brechreiz sind Metoclopramid (z.B. Paspertin®) oder Domperidon, beides Dopaminantagonisten, wirksam.

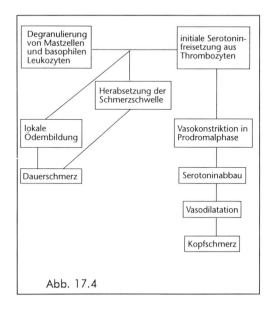

Abb. 17.4

? *Frage:* Warum müssen die Höchstdosen pro Woche für Ergotamin eingehalten werden?

✔ *Antwort:* Die angegebenen Höchstdosen pro Woche müssen genau eingehalten werden, da Ergotaminabusus zu Dauerkopfschmerz, Muskelschmerzen, Übelkeit, Erbrechen sowie arteriellen Spasmen bis zur Gangrän („Antoniusfeuer") führen kann.

? *Frage:* Welche Medikamente stehen in der Migräneprophylaxe zur Verfügung?

✔ *Antwort*
- *Dihydroeragoatmin* (z.B. Dihydergot®)
- *β*-Blocker wie das nicht β_1-selektive Propranolol (z.B. Dociton®) oder das β_1-selektive Metoprolol (z.B. Beloc®)

- *Kalzium-Antagonisten*, z. B. Flunarizin (Sibelium®), das am besten evaluiert ist und Verapamil (Isoptin®)
- *Serotoninantagonisten*, z.B.
  - Methysergid (Deseril-retard®)
  - Pizotifen (Sandomigran®) und Cyproheptadin (Periactinol®) Aufgrund ihrer Nebenwirkungen sind Serotoninantagonisten Mittel der 2. Wahl
- *Thrombozytenaggregationshemmer*
  - Acetylsalicylsäure in niedriger Dosierung (0,5 g 2mal pro Woche) setzt die initiale Thrombozytenaggregationshemmung und damit die Serotoninausschüttung herab
- *Clonidin* (z.B. Dixarit®).

Bem.: Eine Migräneprophylaxe sollte zeitlich möglichst begrenzt durchgeführt werden. Bei Langzeitanwendung sind β-Blocker und Flunarizin empfehlenswert.

? *Frage:* Warum sollte man die maximale Therapiedauer mit Methysergid auf etwa drei Monate beschränken?

✔ *Antwort:* Bei langfristiger Anwendung von Methysergid besteht die Gefahr von Fibrosierungen, insbesondere wurden retroperitoneale, endokardiale und pleuropulmonale Fibrosen beschrieben.

? *Frage:* Welches neue Medikament steht Ihnen bei Nichtansprechen auf eine „klassische" Migränetherapie zur Verfügung?

✔ *Antwort:* Sprechen die Migräneattacken eines Patienten trotz optimaler Therapieeinstellung nicht auf die Behandlung an, so kann neuerdings das Medikament *Sumatriptan* (z.B. Imigram®) gegeben werden.

Sumatriptan ist ein *Serotoninagonist*, der bei akuten Migräneattacken und Clusterkopfschmerz erfolgreich eingesetzt wird. Durch Sumatriptan soll die bei Migräne auftretende perivaskuläre aseptische Entzündung im Bereich der Duraarterien gehemmt werden. Ebenso ist die selektive Vasokonstriktion kranieller Blutgefäße durch Sumatriptan von therapeutischer Bedeutung.

? *Frage:* Wie können Sie einen Spannungskopfschmerz therapieren?

✔ *Antwort: Amitriptylin* (z.B. Saroten®), ein den neuronalen Re-Uptake von Noradrenalin und Serotonin hemmendes Antidepressivum, gilt als ein bei Spannungskopfschmerz etabliertes Medikament und ist auch zur Prophylaxe geeignet.

? *Frage:* Wie kann man Clusterkopfschmerzen im Intervall behandeln?

✔ *Antwort:* Clusterkopfschmerzen (Synonym: Bing-Horton-Syndrom) treten vor allem nachts auf und dauern Minuten bis Stunden. Die Bezeichnung *cluster = Haufen* kommt von den periodenhaft auftretenden Attacken, die etwa vier Wochen bis vier Monate andauern.

Als Mittel der Wahl zur Behandlung des Clusterkopfschmerzes im Intervall gilt der Kalziumantagonist *Verapamil* (z.B. Isoptin®).

Als Mittel der zweiten Wahl kommen Lithium (z.B. Quilonum®), Methysergid oder Prednison in Betracht.

18. Therapie von Schlafstörungen

18.1 Indikationen

? *Frage:* Was sollten Sie bedenken, bevor Sie ein Hypnotikum verschreiben?

✔ *Antwort:* Hypnotika werden häufig verordnet, ohne daß die Ursachen der Schlaflosigkeit hinterfragt wurden. Oftmals führen nämlich folgende Gründe zur Schlaflosigkeit:
- Bewegungsmangel oder ein zu ausgiebiger Mittagsschlaf bei stationären Patienten
- Organische Ursachen wie z.B. Schmerzen
- Depressionen.

Erst nach Ausschluß einer möglichen kausalen Therapie ist die Gabe eines Hypnotikum über einen befristeten Zeitraum gerechtfertigt.

18.2 Benzodiazepine

? *Frage:* Was verstehen Sie in bezug auf die Benzodiazepine unter low bzw. high dose dependency?

✔ *Antwort:* Bei Patienten, die über längere Zeit Benzodiazepine einnehmen, entwickelt sich eine ausschließlich psychische Abhängigkeit, die *keiner Dosissteigerung* bedarf. Bei plötzlichem Absetzen entsteht Schlaflosigkeit und Angst, was zur erneuten Einnahme von Benzodiazepinen führt. Dies bezeichnet man als *low dose dependency*. Ein Tranquilizer sollte

daher langsam ausschleichend abgesetzt werden.

Unter *high dose dependency* hingegen versteht man eine physische Abhängigkeitsentwicklung mit *ständig ansteigender Dosis*, die allerdings selten auftritt.

? *Frage:* Welche Probleme können auftreten, wenn langwirksame Benzodiazepine als Schlafmittel eingesetzt werden?

✔ *Antwort:* Werden Benzodiazepine eingenommen, die durch ihre aktiven Metaboliten Eliminationshalbwertszeiten von mehr als 24 Stunden aufweisen, kommt es bei täglicher Einnahme zur Kumulation. Am nächsten Morgen fühlt sich der Patient immer noch müde und kann sich nicht konzentrieren (*hangover*). Gerade bei älteren Patienten sind mittellang wirksame Benzodiazepine wie Oxazepam (z.B. Adumbran®) anzuraten, deren aktive Metaboliten nicht kumulieren.

? *Frage:* Was verstehen Sie in bezug auf Benzodiazepine unter paradoxen Reaktionen?

✔ *Antwort:* Benzodiazepine können bei Kindern und insbesondere bei älteren Patienten paradoxe Erregungszustände wie Schlaflosigkeit, Hyperaktivität und Angst hervorrufen.

? *Frage:* Welche Benzodiazepine neigen besonders dazu, anterograde Amnesien hervorzurufen?

✔ *Antwort:* Besonders Benzodiazepine, die einen *schnellen Wirkungseintritt* aufweisen wie Triazolam (z.B. Halcion®), Flunitrazepam (z.B. Rohypnol®), *intravenös* verabreichtes *Diazepam* oder Benzodiazepine in Kombination mit *Alkohol* rufen bevorzugt eine anterograde Amnesie hervor. Dabei befinden sich die Patienten in einem Zustand der Bewußtseinsausschaltung, ohne aber Zeichen der Sedation oder Bewußtlosigkeit zu zeigen.

❓ *Frage:* Wie gehen Sie vor, wenn Sie ein Benzodiazepin absetzen wollen?

✔ **Antwort:** Bereits nach 1-2 Wochen tritt bei täglicher Einnahme eine Gewöhnung ein. Benzodiazepine sollten daher nicht auf unbegrenzte Zeit, sondern maximal für einen Monat verordnet werden. Bei abruptem Absetzen kommt es zu Reboundschlaflosigkeit und gesteigerter Angst, was zu erneuter Einnahme des Medikaments führt. Daher sollte die Therapie ausschleichend beendet werden.

❓ *Frage:* Ein Patient hat in suizidaler Absicht eine Überdosis Flunitrazepam (z.B. Rohypnol®) eingenommen. Wie therapieren Sie?

✔ *Antwort:* Da Benzodiazepine eine große therapeutische Breite aufweisen, sind Intoxikationen relativ selten. Wird allerdings gleichzeitig Alkohol eingenommen, potenziert sich das Risiko. Flunitrazepam kann bereits in geringer Dosierung atemdepressiv wirken und zu einem Blutdruckabfall führen.

Zunächst versucht man, *Erbrechen* zu induzieren oder führt eine *Magenspülung* durch. Danach gibt man *Kohle* und *führt ab*. Als spezifisches Benzodiazepinantidot verwendet man *Flumazenil* (z.B. Anexate®) 0,2 mg i.v. initial, dann 0,1 mg/min, bis der Patient wieder ansprechbar ist. Da Flumazenil eine HWZ von 50 min hat, die wesentlich kürzer als die der Benzodiazepine ist, müssen Atmung und Kreislauf des Patienten auch nach dem Aufwachen überwacht werden.

Bem.: *Flumazenil ist sehr teuer!*

18.3 Andere Hypnotika

❓ *Frage:* Können auch Antihistaminika als Hypnotikum eingesetzt werden?

✔ *Antwort:* H_1-Antihistaminika wirken sedierend. Dies ist bei der antiallergischen Therapie störend, die sedative Komponente der Antihistaminika ermöglicht jedoch ihre Verwendung als Hypnotikum.

Beispiele sind:
- Diphenhydramin (z.B. Sediat®)
- Doxylamin (z.B. Alsadorm®).

❓ *Frage:* Wann ist Chloralhydrat (z.B. Chloraldurat®) indiziert?

✔ *Antwort:* Chloralhydrat ist ein gut wirkendes Schlafmittel mit dem Vorteil, den REM-Schlaf nicht zu reduzieren. Da allerdings Benzodiazepine in therapeutischer Dosierung den REM-Schlaf ebenfalls kaum beeinträchtigen, ist dies kein ausreichendes Kriterium. Günstig ist jedoch, daß Chloralhydrat nur geringe paradoxe Wirkungen zeigt und daher gern bei älteren Patienten verwendet wird.

Bem.: *Die klassischen Hypnotika, die Barbiturate, sind heute obsolet!*

❓ *Frage:* Haben Sie schon etwas von dem neuen Hypnotikum Zolpidem (z.B. Bikalm®) gehört?

Antwort: Zolpidem ist eine den Benzodiazepinen chemisch nicht verwandte Substanz mit jedoch benzodiazepinartigen Eigenschaften. Es soll nach bisherigen Erfahrungen den Bezodiazepinen vergleichbar, aber nicht überlegen sein.

19. Psychopharmaka

19.1 Neuroleptika

? *Frage:* In welche verschiedenen Substanzgruppen würden Sie die Neuroleptika einteilen?

✔ *Antwort:* Neuroleptika lassen sich in folgende Substanzklassen untergliedern:
- *Butyrophenone* wie z.B. Haloperidol (Haldol®), Benperidol (Glianimon®) und Melperon (Eunerpan®)
- *Thioxanthene* wie z.B. Chlorprothixen (Truxal®), Clopenthixol (Ciatyl®) und Flupentixol (Fluanxol®)
- *Phenothiazine* wie z.B. Promethazin (Atosil®), Thioridazin (Melleril®) und Perphenazin (Decentan®)
- *Dibenzodiazepine* wie z.B. Clozapin (Leponex®)
- *Benzamidderivate* wie z.B. Sulpirid (Dogmatil®).

? *Frage:* Wie wirken stark potente Neuroleptika?

✔ *Antwort:* Neuroleptika blockieren zentrale Dopamin-(D_2)-Rezeptoren.
✔ Stark potente Neuroleptika wie z.B. Perphenazin (Decentan®) oder sehr stark potente Neuroleptika wie z.B. Haloperidol (Haldol®) wirken:
- *Stark antipsychotisch*
- *Stark extrapyramidal motorisch*
- *Stark antiemetisch*
- Kaum sedierend
- Kaum vegetativ, d.h. anticholinerg oder antiadrenerg

- Nur leicht antriebshemmend
- Nicht antidepressiv.

? *Frage:* Welches Wirkungsspektrum haben schwach potente Neuroleptika?

✔ *Antwort:* Schwach potente Neuroleptika wie z.B. Levomepromazin (Neurocil®) wirken:
- Kaum antipsychotisch
- Gering extrapyramidal motorisch
- Schwach antiemetisch
- *Stark sedierend*
- *Stark vegetativ*
- *Antriebshemmend*
- *Antidepressiv.*

Bem.: *Neuroleptika, besonders Phenothiazine, können auch antihistaminerge Wirkungen zeigen.*

? *Frage:* Bei potenten Neuroleptika stehen besonders extrapyramidal-motorische Nebenwirkungen im Vordergrund. Welche Formen der extrapyramidal-motorischen Nebenwirkungen kennen Sie?

✔ *Antwort:* Bei Neuroleptika unterscheidet man nach dem zeitlichen Auftreten folgende extrapyramidal-motorische Störungen:
- Frühdyskinesien
- Parkinsonoid
- Akathisie
- Spätdyskinesien

? *Frage:* Was verstehen Sie unter Frühdyskinesien?

✔ *Antwort:* Frühdyskinesien sind paroxysmale Hyperkinesien, hervorgerufen durch stark potente Neuroleptika. Sie sind gekennzeichnet durch Blickkrämpfe, Zungenschlundkrämpfe, Herausstrecken der Zunge und Torsionsdystonien. Sie treten bei bis zu 30 % der Patienten innerhalb der ersten Woche nach Therapiebeginn oder nach starken Dosissteigerungen auf.

? *Frage:* Wie therapieren Sie eine Frühdyskinesie?

✔ *Antwort:* Frühdyskinesien werden mit Anticholinergika wie z.B. Biperiden (Akineton®) erfolgreich behandelt.

? *Frage:* Was verstehen Sie unter einem Parkinsonoid?

✔ *Antwort:* Wird ein Parkinsonsyndrom mit den Symptomen Rigor, Tremor und Akinese durch Pharmaka, insbesondere Neuroleptika (*Dopaminantagonisten*) hervorgerufen, spricht man von Parkinsonoid. Es tritt frühestens nach 1-2 wöchiger Behandlung auf. Bei hoher Dosierung, stark potenten Neuroleptika oder einer individuellen Disposition kann es zu einem Parkinsonoid kommen.

? *Frage:* Wie wird ein Parkinsonoid behandelt?

✔ *Antwort:* Ebenso wie die Frühdyskinesie wird das Parkinsonoid mit Anticholinergika wie Biperiden (z.B. Akineton®) behandelt.

? *Frage:* Ist eine Akathisie eine frühe oder späte Erscheinung im Verlauf der extrapyramidal motorischen Nebenwirkungen von Neuroleptika?

✔ *Antwort:* Eine Akathisie ist eine für den Patienten quälende Sitzunruhe, die im zeitlichen Verlauf erst spät – nach dem Parkinsonoid – auftritt.

? *Frage:* Wie wird eine Akathisie behandelt?

✔ *Antwort:* Akathisien sprechen auf Anticholinergika nur schlecht an. Meist ist eine Dosisreduktion oder die Umstellung auf ein schwächeres Neuroleptikum notwendig.

? *Frage:* Was sind Spätdyskinesien?

✔ *Antwort:* Spätdyskinesien (tardive Dyskinesien) sind dauerhafte chorea-ähnliche Hyperkinesien vorwiegend im perioralen Bereich. Oft zeigen sich die Störungen als unwillkürliche Zuckungen der Lippe oder der Zunge mit gleichzeitigem Saugen und Schmatzen.

Spätdyskinesien entstehen nach langjähriger Neuroleptikatherapie. Gefährdet sind vor allem Patienten älter als 50 Jahre und Patienten mit vorbestehenden zerebralen Schädigungen. Auch eine prophylaktische Therapie mit Anticholinergika zur Verhinderung von Frühdyskinesien soll das Entstehen begünstigen.

? *Frage:* Wie kann die Spätdyskinesie behandelt werden?

✔ *Antwort:* Die Behandlung der Spätdyskinesie ist schwierig, daher sollte bereits die Entstehung vermieden werden, z.B. durch Gabe von Clozapin, das keine extrapyramidal motorischen Nebenwirkungen verursacht. Bei einer Spätdyskinesie kann – individuell unterschiedlich – sowohl eine Dosisreduktion als auch eine Dosissteigerung hilfreich sein. Eventuell ist Tiaprid (z.B. Tiapridex®) angebracht.

? **Frage:** Gibt es auch Neuroleptika ohne nennenswerte extrapyramidal-motorische Nebenwirkungen?

✔ **Antwort:** Das Neuroleptikum Clozapin (Leponex®) zeichnet sich durch fehlende bis äußerst schwache extrapyramidal-motorische Nebenwirkungen aus. Auch sollen keine Spätdyskinesien auftreten.

Da unter Clozapin jedoch das Auftreten von Agranulozytosen beschrieben worden ist, ist ein Einsatz nur unter wöchentlicher Leukozytenkontrolle während der ersten Therapiemonate möglich.

Bem.: *Melperon (z.B. Eunerpan®) ist ein Butyrophenonderivat mit ebenfalls nur geringen extrapyramidal motorischen Nebenwirkungen.*

? **Frage:** Was verstehen Sie unter einem malignen neuroleptischen Syndrom?

✔ **Antwort:** Nach Neueinstellung mit Neuroleptika oder bei einem Präparatewechsel kann ein malignes neuroleptisches Syndrom auftreten. Es ist durch *Hyperthermie* mit mehr als 40 °C, *Rigor, Akinese, Bewußtseins- und Kreislaufstörungen* charakterisiert. Meist kommt es zu CK-Erhöhungen und Elektrolytentgleisungen. Es tritt zwar sehr selten auf, verläuft jedoch in 20 % der Fälle letal.

? **Frage:** Wie würden Sie ein solches malignes neuroleptisches Syndrom therapieren?

✔ **Antwort:** Das verwendete Neuroleptikum muß sofort abgesetzt werden. Bei schwerem Verlauf vor allem mit Hyperthermie ist *Dantrolen* (z.B. Dantamacrin®) das Mittel der Wahl.

? **Frage:** Es gibt einige zum malignen neuroleptischen Syndrom differentialdiagnostisch wichtige Krankheitsbilder, die größtenteils jedoch eine völlig andere Therapie benötigen. An welche Differentialdiagnosen bzw. deren Behandlung denken Sie dabei?

✔ **Antwort:** Eine sehr schwierige Differentialdiagnose zum malignen neuroleptischen Syndrom ist die *perniziöse Katatonie*. Sie wird im Gegensatz zum malignen neuroleptischen Syndrom mit *hochdosierten Neuroleptika*, gegebenenfalls mit Elektrokrampftherapie behandelt.

Weitere Differentialdiagnosen sind:
- *Hypokinetische Krise* beim Parkinsonsyndrom. Therapie: Amantadin
- *Maligne Hyperthermie*. Therapie: Dantrolen

? **Frage:** Welche Störungen können im endokrinen Bereich nach Neuroleptikaeinnahme auftreten?

✔ **Antwort:** Neuroleptika setzen als Dopaminantagonisten Prolactin frei (*Dopamin = Prolactin inhibiting factor (PIF)*). Die Hyperprolaktinämie führt bei der Frau zu Menstruationsstörungen, Amenorrhoe und Galactorrhoe. Bei Männern kommt es zu Gynäkomastie und Potenzverlust. Bei beiden Geschlechtern wird die Libido herabgesetzt.

Außerdem steigern Neuroleptika durch Stimulation des Hypothalamus den Appetit und führen somit zu Gewichtszunahme.

? *Frage:* Ein Patient mit akuter Schizophrenie erhält Fluspirilen (z.B. Imap®) als Depotinjektion. Welche Vor- und Nachteile einer Depotinjektion sehen Sie?

✔ *Antwort:* Vorteilhaft ist, daß Depotinjektionen recht gut vertragen werden und eine minimale Erhaltungsdosis erlauben. Gerade bei mangelhafter Compliance gewährleistet die Depotinjektion eine regelmäßige Medikation und senkt dadurch die Rezidivgefahr.

Nachteilig ist, daß bei einer Überdosierung bzw. dem Auftreten von Nebenwirkungen die Wirkung der Neuroleptika nicht aufgehoben werden kann. Die Dosierung läßt sich zudem nicht individuell einstellen. Durch die Langzeitwirkung der Depotinjektion kann auch der soziale Kontakt zwischen Arzt und Patient leiden. Bei Fluspirilen fällt dieser Aspekt jedoch weniger ins Gewicht, da es alle 7 Tage injiziert werden muß. Andere Depot-Neuroleptika wie z.B. Haloperidol (Haldol®) hingegen haben eine Wirkdauer von 4 Wochen.

? *Frage:* Was versteht man unter Neuroleptanalgesie?

✔ *Antwort:* Unter Neuroleptanalgesie versteht man die Kombination aus einem *Neuroleptikum* wie Droperidol und einem Opioid-*Analgetikum* wie Fentanyl. Ziel ist es, den Patienten zu analgesieren und gleichzeitig in einen Zustand psychischer Indifferenz zu versetzen, so daß die Patienten noch ansprechbar bleiben.

Bem.: Die Neuroleptanalgesie ist eine Alternative zur Inhalationsnarkose bei alten Patienten oder bei Leber- oder Nierenschaden, wenn die üblichen Narkoseverfahren als zu riskant angesehen werden.

? *Frage:* Welche Untersuchungen und Laborparameter werden Sie bei einer Neuroleptikatherapie regelmäßig kontrollieren?

✔ *Antwort:* Bei einer Neuroleptika-Therapie sollen folgende Parameter regelmässig untersucht werden:
- Blutbild, wegen der Gefahr der Leukopenie bzw. Agranulozytose
- Puls, Blutdruck, EKG, weil Neuroleptika anticholinerge Eigenschaften haben, die eine orthostatische Hypotonie und eine Tachykardie hervorrufen können. Neuroleptika sind darüberhinaus direkt kardiotoxisch
- Kreatinin, Harnstoff, Transaminasen: Neuroleptika werden in der Leber biotransformiert. Als Nebenwirkung kann eine cholestatische Hepatose auftreten.

? *Frage:* Ein Patient in einer ausgeprägten manischen Phase wird auf Ihre Station eingeliefert. Welche Medikation halten Sie für angebracht?

✔ *Antwort:* Da der Maniker selbst meist wenig krankheitseinsichtig ist, erfordert die Behandlung viel Geduld. Mittel der Wahl sind stark potente Neuroleptika wie *Haloperidol*, die 3-4mal täglich oral verabreicht werden. In den meisten Fällen wird über längere Zeit eine relativ hohe Dosierung benötigt. Ist diese Medikation nicht ausreichend, um die Umtriebigkeit, Überaktivität und Distanzlosigkeit zu bremsen, kann zusätzlich ein schwach potentes Neuroleptikum wie *Levomepromazin* (z.B. Neurocil®) oder ein *Tranquilizer* gegeben werden. Alternativ kann auch *Lithium* zur Therapie einer Manie verabreicht werden, nachteilig ist aber der langsamere Wirkungseintritt.

? *Frage:* Phenothiazine wie z.B. Chlorpromazin wirken photosensibilisierend. Welche weiteren Substanzen kennen Sie, die ebenfalls diese Eigenschaft aufweisen?

✔ *Antwort:* Photosensibilisierende Substanzen sind:
- Tetrazykline
- Griseofulvin
- Sulfonamide/Sulfonylharnstoffe
- Süßstoffe (z.B. Zyklamat)

? *Frage:* Welche Eigenschaften weist Sulpirid (z.B. Dogmatil®) auf?

✔ *Antwort:* Sulpirid steht in seinen Eigenschaften zwischen den Neuroleptika und den Antidepressiva. Es ist antriebssteigernd und stimmungsaufhellend, jedoch nicht sedativ wirksam. In niedriger Dosierung soll Sulpirid präsynaptische Dopaminrezeptoren blockieren, was vermehrt Dopamin freisetzt. In hoher Dosierung werden prä- und postsynaptische Rezeptoren gehemmt.

19.2 Antidepressiva

? *Frage:* Bei welchen Formen der Depression sind Antidepressiva für die Behandlung essentiell?

✔ *Antwort:* Für endogene Depressionen stellt die Behandlung mit Antidepressiva die wesentliche Therapieform dar, während bei reaktiven und neurotischen Depressionen die medikamentöse Therapie in den Hintergrund tritt und psychotherapeutische Verfahren für die Behandlung grundlegend sind.

? *Frage:* Wie wirken Antidepressiva?

✔ *Antwort:* Antidepressiva hemmen die Wiederaufnahme von Serotonin und Noradrenalin aus dem synaptischen Spalt in das Neuron. Da einige neuere Medikamente wie z.B. Mianserin (z.B. Tolvin®) den neuronalen Reuptake jedoch nicht beeinflussen, nimmt man an, daß andere Mechanismen eine Rolle spielen, z.B. die Änderung der Rezeptordichte. So nimmt unter antidepressiver Therapie die Anzahl der β-Rezeptoren zu, die Anzahl der α-Rezeptoren jedoch ab.

? *Frage:* Welche Medikamente halten Sie zur Behandlung eines agitiert-ängstlichen depressiven Syndroms für geeignet?

✔ *Antwort:* Bei einem agitiert-ängstlichen Syndrom sind Antidepressiva vom Amitriptylin-Typ wie Amitriptylin (z.B. Saroten®) oder Doxepin (z.B. Aponal®) geeignet. Sie wirken psychomotorisch dämpfend, anxiolytisch und stimmungsaufhellend.
Bei schwach potenten Neuroleptika wie z.B. Chlorprothixen (Truxal®) ist die psychomotorisch dämpfende und anxiolytische Komponente wesentlich stärker ausgeprägt, während jedoch die Stimmung weniger aufgehellt wird.

? *Frage:* Welche Medikamente setzen Sie bei einer gehemmt-apathischen Depression ein?

✔ *Antwort:* Bei gehemmt-apathischen Depressionen werden Antidepressiva vom Desipramin-Typ eingesetzt wie z.B. Desipramin (Pertofran®), die psychomotorisch aktivierend und stimmungsaufhellend wirken. Stärker psychomotorisch aktivierend sind Monoaminooxidase (MAO)-Hemmer wie Tranylcypromin (z.B. Parnate®).

? *Frage:* Wie behandeln Sie ein vital-depressives Syndrom?

✔ *Antwort:* Antidepressiva vom Imipramin-Typ wie z.B. Imipramin (Tofranil®) sind unter allen Antidepressiva am stärksten stimmungsaufhellend, die psychomotorisch aktivierenden und hemmenden Eigenschaften sind nur gering und etwa gleich stark ausgeprägt.

? *Frage:* Welche Interaktionen mit anderen Medikamenten können den Einsatz von MAO-Hemmern begrenzen?

✔ *Antwort:* Da MAO-Hemmer den intrazellulären Abbau von Katecholaminen hemmen, nimmt die sympathische Aktivität zu. Interaktionen bestehen mit anderen *indirekten Sympathomimetika* und mit *Amphetaminen.* Es kann zu Rhythmusstörungen, hyper- und hypotonen Krisen und Hyperthermie kommen. Zusammen mit trizyklischen Antidepressiva können schwere Erregungszustände und Krampfanfälle auftreten.

Durch *tyraminreiche Nahrung* wie Käse, Salzheringe, Fleischextrakt und Schokolade werden die Nebenwirkungen von MAO-Hemmern verstärkt, im Extremfall kann es zu einer lebensbedrohlichen hypertensiven Krise kommen. Gleichfalls wirkungsverstärkend sind *Alkohol* und *Reserpin.*

Bem.: *Ein besonders tyraminreicher Käse ist Cheddar.*

? *Frage:* Haben Sie schon etwas von MAO-A-Hemmern gehört?

✔ *Antwort:* MAO-A-Hemmer wie z.B. *Moclobemid* (Aurorix®) sind eine neue Generation von MAO-Memmern. Sie blokkieren selektiv die Monoaminooxidase A,

die für den Abbau von Noradrenalin und Serotonin zuständig ist. Da die Monoaminooxidase B aber noch aktiv ist, kann Tyramin weiterhin abgebaut werden, wodurch die Gefahr hypertoner Krisen nach tyraminreicher Nahrung, und somit die entsprechende Diät, entfällt. Ein weiterer Vorteil ist die im Gegensatz zu üblichen MAO-Hemmern reversible Enzymhemmung, so daß kurz nach dem Absetzen wieder genügend Enzym zur Verfügung steht.

? *Frage:* Welche Vor- bzw. Nachteile haben tetrazyklische Antidepressiva gegenüber trizyklischen Antidepressiva?

✔ *Antwort:* Tetrazyklische Antidepressiva wie Maprotilin (z.B. Ludiomil®) und Mianserin (z.B. Tolvin®) haben *wesentlich schwächer* ausgeprägte *anticholinerge* Eigenschaften als trizyklische Antidepressiva. Dieser Vorteil wird jedoch wieder relativiert, da unter *Mianserin* vermehrt *Agranulozytosen und aplastische Anämien* auftreten sollen. Von *Maprotilin* wird eine *erhöhte Krampfbereitschaft* berichtet.

? *Frage:* Wie gehen Sie praktisch vor, wenn Sie einem Patienten ein Antidepressivum verordnen wollen?

✔ *Antwort:* Wegen der zu erwartenden anticholinergen Nebenwirkungen wie Mundtrockenheit, Mydriasis, Akkommodationsschwäche und Obstipation beginnt man die Therapie in einschleichender Dosierung. Die Medikation soll jedoch ausreichend hoch sein, da niedrige Dosierungen oft nicht therapeutisch wirksam sind.

Nachdem eine geeignete Dosierung gefunden ist, kann man versuchen, das Antidepressivum in einer einzigen Dosis vor dem Schlafengehen zu verabreichen. Dadurch fallen die Nebenwirkungen in die Schlafenszeit und die Compliance steigt. Außerdem wirken Antidepressiva schlafinduzierend, was bei den oftmals an Schlafstörungen leidenden Patienten von Vorteil ist. Wenn die depressive Symptomatik verschwunden ist, gibt man das Antidepressivum für weitere 9-12 Monate, um ein Rezidiv durch zu frühen Medikamentenentzug zu vermeiden. Schließlich wird das Medikament über 3-4 Wochen ausschleichend abgesetzt.

? *Frage:* Ein Patient erhält wegen einer endogenen Depression seit 2 Wochen Amitriptylin (z.B. Saroten®), ohne daß sich eine Stimmungsaufhellung abzeichnet. Wann setzen Sie das Medikament ab?

✔ *Antwort:* Die stimmungsaufhellende Wirkung eines Antidepressivums setzt meist erst nach 2-3 Wochen, manchmal auch später ein. Ein Antidepressivum sollte daher mindestens über vier Wochen in höchster Dosierung gegeben worden sein, ehe man einen Präparatewechsel in Betracht zieht.

Die Wirkungen von Antidepressiva lassen sich typischerweise in 3 Phasen einteilen. Zunächst macht sich der sedative Effekt bemerkbar. Nach ca. 1 Woche tritt dann die Antriebssteigerung hervor. In dieser Phase ist der Patient akut suizidgefährdet. Daher muß die Antriebssteigerung durch einschleichende Dosierung oder durch zusätzliche Gabe eines Benzodiazepins abgefangen werden. Erst nach 2-3 Wochen setzt die stimmungsaufhellende Wirkung ein.

19.3 Clomethiazol

? *Frage:* Ein Patient wird im Alkoholdelir eingeliefert. Welche Medikamente halten Sie für angebracht?

✔ *Antwort:* Zur Behandlung des Alkoholdelirs eignen sich:

- *Clomethiazol* (z.B. Distraneurin®)
- Als Alternative *Benzodiazepine*, z.B. Chlorazepat (Tranxillium®)
- Eine weitere Möglichkeit ist *Clonidin* (Catapresan®).

Ist die psychische Komponente stark ausgeprägt, verabreicht man jeweils zusätzlich *Haloperidol* (z.B. Haldol®).

? *Frage:* Worauf müssen Sie bei der Verabreichung von Clomethiazol achten?

✔ *Antwort:* Clomethiazol darf parenteral nur unter Intensivüberwachung angewendet werden, da es zu *Atemdepression, Bewußtlosigkeit, schwerer Hypotonie und Bronchospasmus mit gesteigerter Bronchialsekretion* kommen kann. Günstig ist dagegen der sedative und antikonvulsive Effekt.

Die Dosierung sollte man über 4-7 Tage ausschleichen.

Da Clomethiazol bereits nach ca. 2 Wochen zur Abhängigkeit führen kann, ist es für den ambulanten Bedarf ungeeignet.

19.4 Lithium

? *Frage:* Bei welchen Erkrankungen ist Lithium indiziert?

✔ *Antwort:* Lithium ist zur *Prophylaxe manisch-depressiver Psychosen* sowie zur *Therapie* von *Manien* geeignet.

? *Frage:* Warum sollte der Lithiumspiegel genau eingestellt werden?

✔ *Antwort:* Lithium weist nur eine geringe therapeutische Breite auf. Der Lithiumspiegel sollte auf Werte zwischen 0,6 - 1,0 mmol/l eingestellt werden. Übersteigt der Lithiumspiegel 1,6 mmol/l, muß man verstärkt mit Nebenwirkungen rechnen. Werte über 2,0 mmol/l sind toxisch. Daher sollte der Lithiumspiegel anfangs wöchentlich, später alle 4 Wochen kontrolliert werden.

? *Frage:* Wie äußern sich die Nebenwirkungen von Lithiumpräparaten?

✔ *Antwort:* Lithiumpräparate können gastrointestinale Störungen, Übelkeit, Erbrechen, Muskelschwäche, Polydipsie und Polyurie sowie einen feinschlägigen Tremor verursachen. Der Tremor läßt sich jedoch durch β-Blocker wie Propranolol behandeln.
Bei Dauermedikation kommt es vermehrt zu Gewichtszunahme, Nierenschädigung, Alkoholintoleranz, Krampfanfällen und der Entwicklung einer euthyreoten Struma. Die Strumaentwicklung zwingt jedoch nicht zum Absetzen der Medikation, sondern kann mit L-Thyroxin behandelt werden.

? *Frage:* Wie macht sich eine Lithium-Intoxikation bemerkbar?

✔ *Antwort:* Eine Lithium-Intoxikation äußert sich in Übelkeit und Erbrechen, *grob*schlägigem Tremor, Schwindel, Ataxie und Schläfrigkeit bis zum Koma. Ferner zeigt sich im EKG die Kardiotoxizität des Lithiums. Faszikulierende Muskelzuckungen, die sich zu Streckkrämpfen und Krampfanfällen steigern können, vervollständigen das Bild.

? *Frage:* Wie behandeln Sie eine Lithium-Intoxikation?

✔ *Antwort:* Eine Lithium-Intoxikation wird mit forcierter Diurese unter gleichzeitiger Kochsalz-Zufuhr oder durch eine Hämodialyse behandelt.

? *Frage:* Welche Medikamente oder Erkrankungen können den Lithiumspiegel erhöhen?

✔ *Antwort:* Lithium entspricht in seiner Permeationsfähigkeit dem Natrium, wird aber wegen seiner geringeren Affinität zu den Ionenpumpen intrazellulär angereichert. Lithium wird renal eliminiert. Die Rückresorption im Tubulus hängt von der Natrium-Konzentration ab:

Bei einer hohen Natrium-Konzentration steigt die Lithium-Ausscheidung und der Lithium-Spiegel sinkt.

Bei einer niedrigen Natrium-Konzentration sinkt die Lithium-Ausscheidung, folglich steigt der Lithium-Spiegel.

Demzufolge lassen folgende Medikamente oder Erkrankungen den Lithium-Spiegel steigen, wodurch die Neuro- und Kardiotoxizität des Lithiums steigt:

- Saluretika
- Nicht-steroidale Antiphlogistika (z.B. Indometacin)
- Akute und chronische Nierenerkrankungen
- Herz- und Kreislauferkrankungen
- M. Addison (Nebennierenrindeninsuffizienz).

19.5 Tranquilizer

? Frage: Welche Eigenschaften haben Benzodiazepine?

✔ Antwort: Benzodiazepine verstärken die Wirkung inhibitorischer GABA-erger Neurone. Für Benzodiazepine existieren spezifische Bindungsstellen im ZNS.

Benzodiazepine haben folgende Eigenschaften. Sie wirken:
- Anxiolytisch
- Sedativ
- Muskelrelaxierend
- Antikonvulsiv
- Abhängigkeitserzeugend
- Aber nicht antipsychotisch.

Bem.: *Tranquilizer erzeugen meist eine psychische, seltener auch eine physische Abhängigkeit.*

? Frage: Welche Möglichkeiten stehen Ihnen zur Verfügung, einen Patienten mit akuten Angstzuständen zu therapieren?

✔ Antwort: Für die Akutbehandlung von Angstzuständen werden vornehmlich *Benzodiazepine und Antidepressiva* eingesetzt. Gerade für Panikstörungen ist Alprazolam (z.B. Tafil®) am besten geeignet, da sich die Symptomatik innerhalb weniger Tage bessert und Alprazolam nicht sedierend oder muskelrelaxierend ist. Von den Antidepressiva ist Imipramin am besten geeignet, hat aber eine höhere Nebenwirkungsrate (sedativ, anticholinerg). Weiterhin werden neuerdings die selektiven Serotonin-Wiederaufnahmehemmer Fluvoxamin (z.B. Fevarin®) und Fluoxetin (z.B. Fluctin®) verwendet. Mit MAO-Hemmern ist ebenfalls ein positiver Effekt zu verzeichnen. Außerdem lassen sich Propranolol oder Buspiron einsetzen.

Bem.: *Neuroleptika und Antidepressiva haben im Gegensatz zu Benzodiazepinen keinerlei Suchtpotential!*

? Frage: Welche Manifestationsformen eines Angstzustandes werden durch β-Blocker wie Propranolol beseitigt?

✔ Antwort: Propanolol beseitigt die peripheren Symptome der Angst, wie Tremor und Palpitationen. Die psychischen Komponenten der Angst werden weniger beeinflußt.

? Frage: Welche Eigenschaften hat Buspiron (z.B. Bespar®)?

✔ Antwort: Buspiron ist ein Tranquilizer ohne Abhängigkeitsentwicklung. Buspiron reagiert nicht mit den Benzodiazepinrezeptoren, ist kaum sedativ und nicht antikonvulsiv. Die eher neuroleptischen Eigenschaften spiegeln sich auch in den Nebenwirkungen als typisch extrapyramidal-motorische Störungen wider.

20. Medikamentöse Therapie der Parkinson-Erkrankung

20.1 Therapieprinzipien

? *Frage:* Sie betreuen als Hausarzt einen 55jährigen Patienten, der seit kurzem die Symptome Akinese und Rigor aufweist. Wie therapieren Sie die Erkrankung und wie fahren Sie fort, wenn die Symptome sich durch Ihre Initialtherapie nicht bessern?

✔ *Antwort:* Der Patient zeigt zwei der drei Hauptsymptome des M. Parkinson. Krankheitsursache ist eine Verarmung von Neuronen der Substantia nigra an der hemmend wirkenden Transmittersubstanz Dopamin. Der Dopaminmangel hat die Minussymptome Akinese und Bradyphrenie (psychomotorische und affektive Verlangsamung) zur Folge. Das dadurch bedingte Überwiegen des erregenden cholinergen Systems verursacht die Plussymptome Rigor und Tremor.

Bei leichten Formen therapiert man zunächst noch nicht oder verabreicht Amantadin (z.B. PK-Merz®) bzw. Anticholinergika. Bessern sich die Symtome nicht, gibt man L-Dopa + Decarboxylasehemmer: L-Dopa + Benserazid (z.B. Madopar®) oder L-Dopa + Carbidopa (z.B. Nacom®).

Spricht auch diese Therapie nicht an, setzt man außer L-Dopa + Decarboxylasehemmer zusätzlich Bromocriptin (z.B. Pravidel®) und MAO-B-Hemmer (z.B. Movergan®) ein.

Bem.: *Rigor, Tremor und Akinese sind die drei Hauptsymptome des M. Parkinson.*

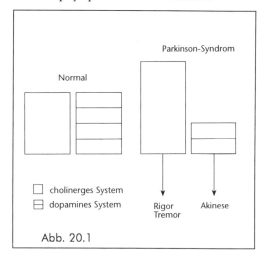

Abb. 20.1

20.2 Anticholinergika

? *Frage:* Welche Symptome des M. Parkinson werden durch Anticholinergika am meisten beeinflußt?

✔ *Antwort:* Anticholinergika wirken hauptsächlich gegen den Rigor sowie in geringerem Maße gegen den Tremor und die Akinese. Daneben zeigen sie eine Abnahme der Hyperhidrosis, Hypersalivation, des gesteigerten Tränenflusses und der Seborrhoe.

Beispiele für Anticholinergika sind: Trihexyphenidyl (z.B. Artane®), Metixen (z.B. Tremarit®), Biperiden (z.B. Akineton®) und Procyclidin (z.B. Osnervan®).

? *Frage:* Wie behandeln Sie einen Parkinsonpatienten, der als Hauptsymptom einen auffälligen Tremor zeigt?

✔ *Antwort:* Der Tremor gehört zu den Plus-Symptomen, die durch das Überwiegen des cholinergen (erregenden) Systems entstehen.

In Abhängigkeit von der Stärke des Tremors geht man folgendermaßen vor:

Bei leichtem Tremor gibt man Anticholinergika, z.B. Biperiden (Akineton®) oder Metixen (Tremarit®).

Bei mittelschwerem Tremor wird mit Anticholinergika, evtl. zusätzlich mit L-Dopa + Decarboxylasehemmer, (z.B. Madopar®) therapiert.

Bei starkem Tremor werden Anticholinergika und L-Dopa + Decarboxylasehemmer, evtl. zusätzlich Bromocriptin, eingesetzt. Manchmal kann eine stereotaktische Operation erfolgreich sein.

Zur adjuvanten Behandlung ist außerdem Propranolol (Dociton®) geeignet.

20.3 Dopaminerge Substanzen

? *Frage:* Welche Vorteile bietet die Kombination von L-Dopa mit Decarboxylasehemmern?

✔ *Antwort:* Da Dopamin die Blut-Hirn-Schranke nicht überwinden kann, muß seine Vorstufe L-Dopa verabreicht werden. Mittels einer Decarboxylase entsteht aus L-Dopa unter CO_2-Abspaltung Dopamin.

Am besten spricht die Akinese auf L-Dopa an, der Rigor wird schwächer, der Tremor kaum beeinflußt. Der Therapieerfolg zeichnet sich oft erst nach einigen Wochen ab.

Durch Decarboxylasen des Darmes werden mehr als 90 % des L-Dopa decarboxyliert und nur noch weniger als 10 % gelangen ins Gehirn.

Die in der Peripherie aus L-Dopa entstandenen Metaboliten führen zu den gastrointestinalen und kardialen Nebenwirkungen. Deshalb werden Decarboxylasehemmer zugesetzt, die selbst die Blut-Hirn-Schranke nicht überwinden können.

Bsp.:
- L-Dopa + Benserazid (z.B. Madopar®)
- L-Dopa + Carbidopa (z.B. Nacom®).

Vorteil dieser Kombination ist, daß die L-Dopa-Dosis auf 1/5-1/10 erniedrigt werden kann. Auch treten gastrointestinale und kardiale Nebenwirkungen weniger häufig auf. Nachteilig aber ist ein früheres und stärkeres Auftreten der Dyskinesien.

? *Frage:* Welche Nebenwirkungen von L-Dopa kennen Sie?

✔ *Antwort:* Nebenwirkungen von L-Dopa sind:
- Vegetative Störungen: Übelkeit, Erbrechen, Appetitlosigkeit treten bei weniger als 50 % der Patienten auf und lassen sich durch Verabreichung zu den Mahlzeiten mildern
- Kardiovaskuläre Störungen: Tachyarrhythmien, orthostatische Beschwerden
- Motorische Störungen: Hyper/Dyskinesien, On-off-Phänomen mit abruptem Wechsel von guter Beweglichkeit und Akinese

- Psychische Veränderungen: Schlaflosigkeit, Unruhe, Agitiertheit, Halluzinationen, depressive Zustände mit Suizidgefahr
- Teratogene Wirkungen.

? *Frage:* Welche Wechselwirkungen können mit L-Dopa auftreten?

✔ *Antwort:* Neuroleptika, Reserpin und α-Methyldopa schwächen die L-Dopa-Wirkung ab, während Sympathomimetika und Antidepressiva seine Wirkungen verstärken.

Vitamin B_6 fördert als Coenzym von Decarboxylasen deren Aktivität und führt zu einem Wirkungsverlust von L-Dopa, allerdings nur, wenn L-Dopa ohne Decarboxylasehemmer verabreicht wird.

Zusammen mit Pharmaka, die das Herz gegen Katecholamine sensibilisieren, wie z.B. Halothan oder Guanethidin, ebenso wie bei Hyperthyreose, besteht erhöhte Arrhythmiegefahr.

? *Frage:* Wirkt Amantadin stärker gegen die Minus- oder die Plussymptome des M. Parkinson?

✔ *Antwort:* Die Wirkung des Amantadin (z.B. PK-Merz®) umfaßt vor allem die Akinese, ein klassisches Minussymptom, hervorgerufen durch das Fehlen der inhibitorischen dopaminergen Komponente, in geringerem Maße auch den Rigor.

Amantadin ist im Vergleich zu L-Dopa jedoch deutlich schwächer wirksam. Es setzt Dopamin aus seinen Speichern frei und/oder hemmt seine Wiederaufnahme.

Amantadin kann zur Monotherapie bei leichten Formen dienen, die als Hauptsymptom eine Hypokinese aufweisen.

Bem.: *Amantadin i.v. ist Mittel der Wahl bei der akinetischen Krise. Amantadin wird zu mehr als 90 % unverändert renal eliminiert →* **Cave:** *Niereninsuffizienz.*

? *Frage:* Mit welchen Nebenwirkungen muß man bei Bromocriptin rechnen?

✔ *Antwort:* Bromocriptin (z.B. Pravidel®) ist ein dopaminerger Agonist, der sich besonders bei nachlassender Ansprechbarkeit auf L-Dopa sowie beim On-off-Phänomen bewährt hat.

Die Nebenwirkungen gleichen denen des L-Dopa; Hyper- und Dyskinesien, wie auch das On-off-Phänomen treten seltener als bei L-Dopa auf. Psychische Störungen, insbesondere Halluzinationen sowie orthostatische Beschwerden als auch Übelkeit und Erbrechen gibt es hingegen häufiger. Bei hoher Dosierung kann es zu Durchblutungsstörungen an den Akren, selten zu Sehstörungen kommen.

Ferner treten auf:
- Erytheme
- Hepatotoxizität
- Alkohol-Intoleranz und
- Lungenfibrose.

Bem.: *Die Nebenwirkungen sind dosisabhängig und lassen sich durch einschleichende Dosierung bzw. Dosisreduktion in den Griff bekommen.*
Aufgrund seiner dopaminergen Eigenschaften zeigt Bromocriptin auch eine prolaktinantagonistische Wirkung; es wird daher bei Galaktorrhoe als auch zum Abstillen verwendet. In der Gynäkologie wird Bromocriptin jedoch in geringerer Dosierung verwendet, wodurch es besser vertragen wird.

? *Frage:* Was verstehen Sie unter einem MAO-B-Hemmer?

✔ *Antwort:* Eine Alternative zur Erhöhung der Dopamin-Konzentration im ZNS bietet die Hemmung des Dopaminabbaus. Beim Menschen gibt es zwei Isoenzyme A und B der Monoaminooxidase, wobei nur die Monoaminooxidase B für den Abbau von Dopamin verantwortlich ist. Selegilin (Movergan®) blockiert ausschließlich die Monoaminooxidase B.

Durch Selegilin läßt sich die L-Dopa-Dosis ebenfalls reduzieren. Eine deutliche Besserung zeigen v.a. die On-off-Phänomene.

Man verspricht sich von Selegilin ferner auch eine erhöhte Lebenserwartung der Parkinsonpatienten.

Die Nebenwirkungen ergeben sich aus dem Abbau des Selegilins zu (Met)-Amphetamin:
- Agitation
- Verwirrtheit
- Psychotische Reaktionen und
- Ödeme.

Ein Drittel der Patienten zeigen verstärkte Dyskinesien.

Bem.: *Selegilin darf nur in Kombination mit L-Dopa verabreicht werden, da Voraussetzung für eine effektive Hemmung des Dopaminabbaus natürlich ein bereits durch L-Dopa wieder gesteigerter zentraler Dopamingehalt ist.*

20.4 Parkinsonoid

? *Frage:* Wie behandeln Sie ein medikamentös induziertes Parkinsonsyndrom?

✔ *Antwort:* Ein medikamentös ausgelöstes Parkinsonsyndrom wird durch eine Blokkade dopaminerger Rezeptoren im nigrostriären System hervorgerufen, z.B. durch α-Methyldopa, Neuroleptika oder Reserpin. Dopaminerge Substanzen sind hier wirkungslos. Man behandelt ausschließlich mit Anticholinergika, wobei sich Biperiden (z.B. Akineton®) als besonders wirksam erwiesen hat.

21. Therapie hirnorganischer Anfallsleiden

21.1 Therapieprinzipien

? *Frage:* Wann ist eine antiepileptische Therapie überhaupt indiziert?

✔ *Antwort:* Eine antiepileptische Therapie sollte nur begonnen werden, wenn die Anfälle öfter als einmal pro Jahr auftreten. Bei sogenannten „Oligoepilepsien" mit weniger als einem Anfall pro Jahr ist die Wirkung einer Therapie nicht erwiesen. Auch bei Gelegenheitsanfällen oder beim erstmaligen Auftreten eines Anfalls sollte in der Regel nicht therapiert werden, da die Gefahr einer Anfallsprovokation durch den späteren Entzug größer als der eventuelle Nutzen ist.

Bem.: Ca. 60 % aller Patienten werden mit einer Monotherapie anfallsfrei

? *Frage:* Wie therapieren Sie bei einem einfachen fokalen Anfall?

✔ *Antwort:* Zu den einfachen fokalen Anfällen zählen:
- Jackson-Anfälle,
- Adversativ-Anfälle und die
- Epilepsia partialis continua.

Mittel der Wahl bei der Behandlung einfacher fokaler (partieller) Anfälle ist Carbamazepin (z.B. Tegretal®), als Mittel der zweiten Wahl gilt Phenytoin (z.B. Zentropil®).

? *Frage:* Während einer Vorlesung hält der Dozent auf einmal mitten in seinem

Vortrag inne und beginnt stereotype Schmatzbewegungen auszuführen. Nach ca. 1 min orientiert er sich wieder und setzt etwas verlegen seinen Unterricht fort. An den Vorfall kann er sich später nicht mehr erinnern.
Mit welcher Medikation können diese Anfälle verhindert werden?

✔ *Antwort:* In diesem Beispiel wird ein psychomotorischer Anfall (Dämmerattacke) mit oralen Automatismen (Schmatz- oder Leckbewegungen) dargestellt, der zur Form der komplexen fokalen Anfälle zählt.

Zur Behandlung von psychomotorischen Anfällen ist Carbamazepin (z.B. Tegretal®) am besten geeignet, auch kommen Phenytoin (z.B. Zentropil®) und Primidon (z.B. Liskantin®) in Frage.

? *Frage:* Wie gehen Sie vor, wenn Sie eine antiepileptische Therapie beenden wollen?

✔ *Antwort:* Bei Patienten, die über mindestens drei Jahre anfallsfrei waren, kann die Therapie versuchsweise beendet werden. Dabei soll das Medikament über einen Zeitraum von 3-12 Monaten langsam ausgeschlichen werden, um eine Anfallsauslösung durch ein abruptes Absetzen zu vermeiden.

21.2 Therapie des Status epilepticus

? *Frage:* Sie finden einen Patient im Status epilepticus vor. Was unternehmen Sie?

✔ *Antwort:* Unter einem Status epilepticus versteht man, daß der Patient zwischen den einzelnen Krampfanfällen das volle Bewußtsein nicht wiedererlangt. Der Patient muß in eine Klinik gebracht werden, selbst wenn der Status epilepticus zum Abklingen gebracht werden kann!

Sofortmaßnahmen vor dem Abtransport in die Klinik sind
- Atemwege freihalten, bei Bedarf Sauerstoff geben
- 10-20 mg *Diazepam* (z.B. Valium®) langsam i.v., dabei muß auf eine mögliche Atemdepression geachtet werden
- Alternativ kann 1 mg *Clonazepam* (z.B. Rivotril®) langsam i.v. gegeben werden.

Mit Diazepam läßt sich zumindest eine Zeit lang der Anfall sicher unterbrechen. Da aber in schweren Fällen die Anfälle auf dem Transport in die Klinik erneut beginnen können, sollte ein Arzt den Patienten auf der Fahrt begleiten.

Konnten die Anfälle mit Diazepam nicht zum Stillstand gebracht werden, gibt es in der Klinik folgende Therapiemöglichkeiten:
- 250-500 mg *Phenytoin* (z.B. als Phenhydan®-Injektion) langsam i.v., dabei muß beachtet werden, daß ein bestehender AV-Block verstärkt werden kann. Reicht die Wirkung nicht aus, kann eine Dauerinfusion verabreicht werden.
 Zeigt sich noch immer keine Besserung:
- 200-400 mg *Phenobarbital* (z.B. Luminal®) langsam i.v..

Bem.: Cave! Clonazepam verursacht eine starke Hypersalivation mit Aspirationsgefahr!

21.3 Anfallsauslösende Medikamente

? *Frage:* Welche Medikamente kennen Sie, die bei einer Epilepsie kontraindiziert sind?

✔ *Antwort:* Medikamente sind bei einer Epilepsie kontraindiziert, wenn sie die Krampfschwelle herabsetzen, zu einer Abnahme des hemmenden Transmitters GABA führen oder über einen unbekannten Mechanismus Krampfaktivitäten fördern.

Dazu gehören
- Antidepressiva
- Neuroleptika/Reserpin
- Analeptika wie z.B. Doxapram (Dopram®)
- Hochdosiertes Penicillin
- Gyrasehemmer (Chinolone)
- Pethidin (z.B. Dolantin®), der Metabolit Norpethidin kann bei Kumulation krampfauslösend wirken (längere HWZ als Pethidin).
- Pyrazol-Derivate wie z.B. Metamizol (Novalgin®) und Phenylbutazon (Butazolidin®)
- Lokalanästhetika
- Isoniazid (z.B. Isozid®)
- Thyroxin.

Bem.: Alkohol sollte ebenfalls vermieden werden!

21.4 Antiepileptika

? *Frage:* Mit welchen Nebenwirkungen müssen Sie bei Langzeittherapie einer Epilepsie mit Phenytoin (z.B. Zentropil®) rechnen?

✔ *Antwort:* Zwei kosmetisch sehr störende Nebenwirkungen bei der Therapie mit Phenytoin sind die Gingivahyperplasie, die bei mehr als 50 % der Patienten auftritt, und die Hypertrichose. Dies führt vor allem bei jungen Frauen oft zu mangelnder Compliance.

Weitere Nebenwirkungen sind:
- Unruhe, Reizbarkeit, Schlaflosigkeit, Tremor (Phenytoin wirkt erregend, nicht sedierend!)
- Gangataxie, bis hin zum Kleinhirndauerschaden
- Blickrichtungsnystagmus, Schwindel, Erbrechen, Doppelbilder
- Megaloblastenanämie durch Folsäuremangel
- Osteopathia antiepileptica durch Vitamin-D-Mangel.

Bem.: Phenytoin ist auch antiarrhythmisch wirksam. Es gehört zu den Klasse Ib-Antiarrythmika (Schema nach Vaughan-Williams).

? *Frage:* Welche Vorteile weist Carbamazepin (z.B. Tegretal®) gegenüber Phenytoin (z.B. Zentropil®) auf?

✔ *Antwort:* Carbamazepin ist Mittel der ersten Wahl bei der Behandlung von fokalen Anfällen und generalisierten tonisch-klonischen Anfällen mit fokalem Beginn. Bei Langzeitanwendung weist Carbamazepin gegenüber Phenytoin wesentlich weniger gravierende Nebenwirkungen auf, so daß es diesem bei entsprechend guter antikonvulsiver Wirkung vorgezogen wird.

Nebenwirkungen von Carbamazepin sind:
- Kopfschmerz, Schwindel, Müdigkeit
- Gangataxie
- Sehstörung, v.a. Doppelbilder
- Gastrointestinale Störungen wie Übelkeit, Erbrechen
- Leukopenien werden vereinzelt beschrieben, die jedoch selten zum Absetzen des Medikamentes führen.

Diese Nebenwirkungen treten vor allem bei Therapiebeginn auf und lassen sich durch eine langsamere Dosissteigerung bzw. eine Dosisreduktion vermindern.

Bem.: Carbamazepin zählt zu den am häufigsten eingesetzten Antiepileptika.

? *Frage:* Kennen Sie abgesehen von der Epilepsie weitere Indikationen für Carbamazepin (z.B. Tegretal®)?

✔ *Antwort:* Carbamazepin wird erfolgreich zur Therapie chronischer Schmerzen, insbesondere für Trigeminusneuralgien und bei diabetischer Neuropathie eingesetzt. Hierbei ist meist eine niedrigere Dosierung als bei der Epilepsie ausreichend.

Prophylaktisch kann Carbamazepin auch anstelle von Lithium bei der endogenen Depression eingesetzt werden.

Bem.: Auch Phenytoin kann bei Trigeminusneuralgie angewendet werden.

? *Frage:* In welcher Indikation kennen Sie Ethosuximid (z.B. Petnidan®)?

✔ *Antwort:* Ethosuximid (z.B. Petnidan®) gehört ebenso wie Mesuximid (z.B. Petinutin®) zu den *Succinimiden*. Ethosuximid ist ausschließlich bei Petit-mal-Epilepsie anwendbar, wobei pyknoleptische Absencen am besten ansprechen. Eine Neigung zu Grand-mal-Anfällen wird jedoch durch Ethosuximid eher noch verstärkt, deshalb erfordert die Anwendung von Succinimiden im allgemeinen einen Grand-mal-Schutz.

Als häufige Nebenwirkung treten Gastrointestinale Störungen wie Übelkeit und Erbrechen auf, besonders bei schneller Dosissteigerung oder zu hoher Dosierung.
Seltene Nebenwirkungen sind:
- Aggressionsanfälle
- Depressive Verstimmungen und
- Schluckauf (Singultus)

? *Frage:* Welchen Indikationsbereich hat Valproinsäure (z.B. Convulex®)?

✔ *Antwort:* Valproinsäure ist Mittel der Wahl zur Behandlung von idiopathischen generalisierten Epilepsien mit Absencen, Impulsiv-Petit-mal oder Aufwach-Grand-mal.

? *Frage:* Ihnen wird als HNO-Arzt ein 10jähriger Junge zur Tonsillektomie vorgestellt. Der Patient ist wegen pyknoleptischer Absencen mit Valproinsäure (z.B. Convulex®) eingestellt. Was müssen Sie dabei beachten?

✔ *Antwort:* Bei einer Behandlung mit Valproinsäure können Blutgerinnungsstörungen und Thrombopenien auftreten. In regelmäßigen Abständen sollten daher die Gerinnungsparameter kontrolliert werden. Gerade vor chirurgischen Eingriffen muß daher rechtzeitig eine Überprüfung des Gerinnungsstatus stattfinden, um Störungen zuvor beheben zu können.

? *Frage:* Welche weiteren Nebenwirkungen können unter Valproinsäure auftreten?

✔ *Antwort:* Weitere Nebenwirkungen von Valproinsäure sind
- Gastrointestinale Störungen
- Haarausfall
- Tremor
- Gewichtszu- oder -abnahme
- Pancreatopathie
- Leberschäden.

Es ist eine routinemäßige Untersuchung der Leberwerte anzuraten, da letal verlaufende Leberzellnekrosen aufgetreten sind.

? *Frage:* Eine 25jährige Epileptikerin, die wegen Grand-mal-Anfällen mit Phenytoin (z.B. Zentropil®) eingestellt ist, sucht Sie nun zur Beratung wegen bestehenden Kinderwunsches auf. Was empfehlen Sie der Patientin?

✔ *Antwort:* Sofern die Patientin über mehrere Jahre anfallsfrei war, sollte die Medikation vor einer geplanten Schwangerschaft abgesetzt werden.

Ist die Patientin wegen bestehender Anfälle auf eine Therapie angewiesen, kann sie zu ca. 90 % ein gesundes Kind zur Welt bringen. Bei Epileptikerinnen besteht jedoch prinzipiell ein 2-3fach erhöhtes Risiko kindlicher Mißbildungen, das wahrscheinlich einerseits auf einer genetischen Disposition, andererseits auf der antikonvulsiven Therapie beruht.

Erprobte Antiepileptika wie Phenobarbital oder Phenytoin sollten beibehalten werden. Eine relative Kontraindikation besteht für Carbamazepin, eine absolute für Valproinsäure.

Bem.: Cave! Ein plötzliches Absetzen der Medikation kann Anfälle auslösen und somit Mutter und Kind schaden.

? *Frage:* Eine Epileptikerin, die mit Carbamazepin eingestellt werden soll nimmt
gleichzeitig orale Kontrazeptiva ein.
Worauf müssen Sie die Patientin hinweisen?

✔ *Antwort:* Bei gleichzeitiger Einnahme von
Ovulationshemmern nimmt deren Wirksamkeit ab, da durch Enzyminduktion der
Abbau der oralen Kontrazeptiva gesteigert wird. Die Patientin sollte also zusätzlich andere Verhütungsmittel verwenden.

? *Frage:* Welche weiteren wichtigen Enzyminduktoren kennen Sie?

✔ *Antwort:* Verschiedene Pharmaka, besonders lipophile Substanzen mit langer Verweildauer in der Leber, können die Syn-
theserate der an der Biotransformation
beteiligten Enzyme steigern. Die Induktion tritt relativ rasch innerhalb einiger

Tage ein. Vor allem das Cytochrom-P$_{450}$-
System (mikrosomale Monooxygenasen)
wird dabei induziert. Dadurch proliferiert
das Endoplasmatische Retikulum, was zu
einer deutlichen Zunahme des Leberge-
wichtes führt.

Wichtige Enzyminduktoren sind:
- Rifampicin, der stärkste Enzyminduktor
  in der Leber
- Phenytoin
- Phenobarbital.

? *Frage:* Können Sie einige Enzyminhibitoren nennen?

✔ *Antwort:* Wichtige Enzyminhibitoren
sind:
- Cimetidin
- Chloramphenicol
- Cumarinderivate und
- Isoniazid.

22. Vergiftungen

22.1 Maßnahmen zur Verhinderung der Resorption

? *Frage:* Ein 10jähriges Kind hat Beeren einer Giftpflanze gegessen. Durch welche Maßnahmen können Sie Erbrechen induzieren?

✔ *Antwort:* Erbrechen darf prinzipiell nur dann induziert werden, wenn der Patient bei Bewußtsein ist.

Erbrechen kann ausgelöst werden durch:
- *Flüssigkeit* trinken lassen, da sich ein leerer Magen schlecht entleeren läßt und dann *Rachenwand mechanisch reizen*
- *Ipecacuanha*-Sirup
- *Apomorphin*: es ist schneller und effektiver als die anderen Substanzen und wird bei rasch wirksamen Giften verwendet.

Bem.: Apomorphin darf wegen seiner atemdepressiven Wirkung nicht bei Säuglingen und Kleinkindern eingesetzt werden.

? *Frage:* Warum sollte bei Kindern ein Salzwassererbrechen vermieden werden?

✔ *Antwort:* Bei Kindern ist ein Erbrechen auf hypertone Kochsalz-Lösung, d.h. 1-2 Eßlöffel Kochsalz auf ein Glas warmes Wasser, nicht indiziert, da bei ausbleibendem Erbrechen schwere resorptive Vergiftungen durch NaCl auftreten können.

Bem.: Ipecacuanha-Sirup ist zwar weniger toxisch, aber oft nicht so schnell verfügbar.

22.2 Maßnahmen zur Beschleunigung der Giftelimination

? *Frage:* Was verstehen Sie unter Hämodialyse?

✔ *Antwort:* Bei einer Hämodialyse wird heparinisiertes Blut an einer Membran gegen eine Dialysierflüssigkeit dialysiert und danach wieder in den Blutkreislauf zurückgeführt. Aufgrund des osmotischen Gradienten wandern Substanzen, die die Membran passieren können, in die Dialysierflüssigkeit und werden aus dem Blut entfernt.

? *Frage:* Für welche Substanzen ist die Hämodialyse besonders geeignet?

✔ *Antwort:* Die Hämodialyse eignet sich besonders für Intoxikationen mit Alkoholen wie Ethanol und Methanol sowie für Lithiumsalze.

? *Frage:* Wie funktioniert das Prinzip der Hämoperfusion?

✔ *Antwort:* Leitet man heparinisiertes Blut über Adsorbentien wie Aktivkohle oder Polystyrolharze, so spricht man von Hämoperfusion. Die Hämoperfusion ist bei lipophilen Substanzen oft wirksamer als die Hämodialyse und weniger aufwendig.

? *Frage:* Bei welchen Intoxikationen würden Sie zu einer Hämoperfusion raten?

✔ *Antwort:* Geeignet sind Vergiftungen mit hohen Plasmaspiegeln und kleinem Verteilungsvolumen, z.B. bei Intoxikation mit Chinidin, Disopyramid, Paraquat, Phosphorsäureestern und Theophyllin.

? *Frage:* Welche Vorteile bietet die Peritonealdialyse?

✔ *Antwort:* Bei der Peritonealdialyse werden die Giftstoffe über das Peritoneum eliminiert. In die Bauchhöhle wird Dialysierflüssigkeit eingeleitet und wieder abgesaugt. Indikationen für die Peritonealdialyse sind ein schlechter Gefäßzugang oder wenn nicht heparinisiert werden darf. Die Peritonealdialyse ist eine schonende und apparativ wenig aufwendige Methode, die besonders bei Säuglingen und Kleinkindern mit Borsäure-, Kochsalz- und Salicylatintoxikationen angewendet wird.

Index

Pharmakotherapie –
Klinische Pharmakologie

Ein Lehrbuch für Studierende und ein Ratgeber für Ärzte

Herausgegeben von Prof. Dr. Georges FÜLGRAFF und Prof. Dr. Dieter PALM, Zentrum der Pharmakologie, Klinikum der Universität, Frankfurt/Main
Unter Mitarbeit zahlreicher Fachautoren

8., neubearb. Aufl. 1992. XXVI, 486 S., zahlr. Abb. u. Tab., kt. DM 64,-

Inhalt: Arzneimittelrecht und Arzneimittelmarkt in der Bundesrepublik Deutschland – Prüfung und Bewertung von Arzneimitteln – Grundzüge des Rezeptierens – Herzinsuffizienz – Ödeme – Weitere Störungen des Elektrolyt- und Wasserhaushalts – Herzrhythmusstörungen – Koronare Herzkrankheit – Hypertone Kreislaufleiden – Arteriosklerose und Durchblutungsstörungen – Akute Kreislaufinsuffizienz – Chronische hypotone Kreislaufregulationsstörungen – Störungen der Blutbildung (Anämien) – ...der Blutgerinnung – Erkrankungen des Gastro-Intestinal-Traktes – ...der Atemwege – Schmerzzustände – Rheumatische Erkrankungen – Gicht – Schlafstörungen – Epileptische Erkrankungen – Therapeutischer Einsatz von Psychopharmaka – Parkinson-Leiden – Funktionsstörungen der Schilddrüse – Diabetes mellitus – Anwendung von Sexualhormonen – Chemotherapie – Beeinflussung des Immunsystems – Erkrankungen und Schädigungen des Auges – ...der Haut – Besonderheiten der Arzneitherapie in Schwangerschaft und Stillperiode – ...im Kindesalter – ...im Alter – Arzneimittel-Allergie – Wechselwirkungen zwischen Arzneimitteln – Akute Vergiftungen – Arzneimittel für Notfälle - immer verfügbar zu halten!

Dieses bewährte Standardwerk vermittelt sowohl Studenten in klinischen Semestern und als AiP wie auch allen Ärzten die notwendigen Kenntnisse für eine rationelle Arzneitherapie. Konsequent nach diagnostisch-therapeutischen Gesichtspunkten aufgebaut, behandelt es in den einzelnen Kapiteln jeweils nach einer Beschreibung der Pathophysiologie mit der daraus abgeleiteten klinischen Symptomatik die therapeutischen Maßnahmen, die Arzneimittelwirkungen und Wirkungsmechanismen, die unerwünschten Wirkungen sowie die Pharmakokinetik und Dosierung.
Auch bei der 8. Auflage blieb die erfolgreiche Konzeption des Bandes erhalten. Alle Kapitel wurden überarbeitet und dem neuesten Stand von Wissenschaft und Praxis angepaßt.

Preisänderungen vorbehalten

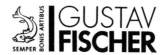

SEMPER BONIS ARTIBUS | GUSTAV FISCHER

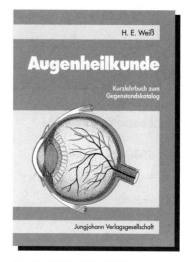

Mit dem Gutschein können Sie die »Winterthur-Service-Broschüre« anfordern. Sie gibt Ihnen brandaktuelle Informationen über:

- **Praktische Ausbildung der Medizinstudenten (PJ)**
- **Arzt im Praktikum**
- **Zulassung zum ärztlichen Beruf**
- **Berufliche Möglichkeiten**
- **Haftpflicht und Haftpflichtversicherung**
- **Winterthur-Ärzte-Programm**

Wenn Sie dies und noch vieles mehr wissen wollen, dann schicken Sie uns einfach den eingeklebten Gutschein.

Wenn der Gutschein fehlt, schreiben Sie bitte eine Postkarte an:

Winterthur Versicherungen
Abt. Ärzte-Service
Leopoldstraße 204

80804 München

Vermerken Sie:
Ich wünsche die kostenlose »Winterthur-Service-Broschüre«.

winterthur
versicherungen

Von uns dürfen Sie viel erwarten